协和从医札记

——关爱病人　学会分析

文昭明　编著

中国协和医科大学出版社

图书在版编目（CIP）数据

协和从医札记：关爱病人　学会分析／文昭明编. —北京：中国协和医科大学出版社，2014. 11

ISBN 978-7-5679-0165-0

Ⅰ. ①医…　Ⅱ. ①文…　Ⅲ. ①变态反应病-诊疗　Ⅳ. ①R593. 1

中国版本图书馆 CIP 数据核字（2014）第 211369 号

协和从医札记——关爱病人　学会分析

编　　著：文昭明
责任编辑：方　琳

出版发行：中国协和医科大学出版社
（北京东单三条九号　邮编 100730　电话 65260378）
网　　址：www. pumcp. com
经　　销：新华书店总店北京发行所
印　　刷：北京佳艺恒彩印刷有限公司

开　　本：710×1000　　1/16 开
印　　张：8.5
彩　　页：2
字　　数：125千字
版　　次：2015 年 2 月第一版　　2015 年 2 月第一次印刷
印　　数：1—4000
定　　价：25.00 元

ISBN 978-7-5679-0165-0

前 言

近年来，医患关系的讨论，不绝于耳，我作为一位从事临床工作多年的医生，在此谈谈自己的一管之见。本书介绍了七个故事，记录了对62位病人的诊治过程，其中有一些经验和教训。希望在医患关系中加入一点正能量的东西，希望对年轻医生有所裨益，这就是我写这本书的目的。

本书首先提到要关爱病人，特别在他们病久了，心烦意乱、焦虑不安，甚至消沉、失望之际，再加上就诊前的种种困难，情绪不好是正常的，我们换位思考，多几分体谅，多几分关怀，会使他们的情绪向好的方面转化，也有利于病情的改善。

在书中我是这样记述和认识医患关系的。在诊断未明确之前，医生是侦察员，患者是协助者；诊断明确之后，医生和患者是在与病魔作斗争中的战友。因此，从始至终，我们都是站在一条战线上的。从整体看，广大患者群体与医生的关系是好的。

我们用什么武器与病魔作斗争，为患者服务呢？那武器就是坚实的医学知识。在尽心尽力为患者服务的过程中，也会学到不少新的知识，因此，临床服务与学习是相辅相成的。我们也就在干中锻炼成长着，书中也有详细地描述。

临床研究工作是从临床来，再回到临床去，小问题解决了是经验，大问题解决了是科研。书中记述了不少这方面的例证。

在疾病和病因的诊断中，我告诉年轻医生，先从详问病史着手，然后随着诊断的需要，步步深入，病魔终会浮出水面。

还有，个人的力量是单薄的，要善于与医院内外的同事协作，互相取长补短，最终使患者得益。我的一些临床问题，就是在朋友的帮助和协作下解决的。

岁月如流，六十年来，我对病人好，病人对我也好，历历往事和一幕幕感人情景常常在眼前浮现，难以忘怀。这本小书真实地记下了我工作中的点点滴滴，也记下了患者对我的深情厚意。

我院医学图书馆多次为我大开方便之门，主动为我查找资料，为我打印，我感谢他们！

我感谢病案室的同事们，他们在艰苦的环境中，不厌其烦、多次爬上爬下为我查找几十年前的老病历。

我要感谢经常帮助我去国家图书馆查阅资料的友人李善征高工。

封底绽放的九朵百合花，是我试种成功的，这寓意深刻的花，带着我深深的祝愿和关爱给年轻医生，给读者。让我们一起将这带着美好祝愿的百合花和关爱送给病友。

限于笔者水平，诚恳希望读者不吝指出书中不当之处。

北京协和医院变态反应科

文昭明

2014年9月

目 录

关爱篇

勤学篇

诊断篇

治疗篇

探索篇

综合篇

体 会

关 爱 篇

有人说医患之间水火不容，应该是指医生和病魔之间，而患者是我们与病魔作斗争中的战友，但他们是战场上的新兵，不免担心、害怕，我们应多关心、爱护和帮助他们。时间一久，“久病成良医”，这时就成了名副其实的、并肩作战的亲密战友了。

事实上绝大多数医生对待医患之间的关系是这样想的也是这样做的。我在这里谈谈自己的一点体会，希望能达到“抛砖引玉”的目的。

医生救人不顾自己，古今中外，屡有记载，他们中有我们仰望的圣者，有我们学习的榜样，他们的事迹感人至深。我从其中摘登几位。

一、大爱无垠

（一）执着的盛寅

故事1：盛寅救人不顾命

《健康报》曾登载一则故事。题目为《盛寅救人不顾命》。故事的大意如下。

盛寅是明代人，他医术精湛，医德高尚，相传其秉性耿直，有次为救治太子妃，差点丢了性命。

那年，盛寅和众太医给太子的新宠张妃会诊，张妃停经多月，有下腹痛、厌食等症状，众太医诊毕，皆随声向太子道喜，说张妃怀了龙胎，要养血安胎。太子不胜欢喜。可盛寅诊察后却断然否定，他率直对太子说：

“禀千岁，这是瘀血郁经，是病不是孕。”

一旁的太监怒了：“千岁面前岂敢放肆乱言，还不赶快谢罪！”

太子沉着脸让盛寅开方，略知医药的太子见是一张破血逐瘀方，立刻恼了：

“这样的虎狼药不仅伤胎还会伤爱妃之命，岂敢轻用。”

说完不等盛寅解释，便下旨把盛寅关入大牢，又命别的太医开了一张保胎补血药给张妃服。但用药无效，又请盛寅开方，可盛寅处方仍旧，且加大了剂量。

太子拍案道：“你这样执迷不悟，难道不要命了？”

盛寅面不改色：“千岁，一命重千金，这是医德。臣只知按病遣药，不会苟且投好。”

太子大怒，命人给盛寅上了枷锁，并一面命太监煎药，一面在盛寅面前摆上刑具：

“要是打下胎儿，立即处死。”

随后又派御林军包围了盛寅的家。

药煎好后，太子再次对盛寅说：“你再想想，打下金枝玉叶，坏孤龙脉，是要满门抄斩的。”

盛寅面不改色：“请用药吧！”

张妃服药后不久，宫女来报：“启禀千岁，打下的是一团黑紫色血块，腥臭异常，并无胎儿。”

太子愣了半天，后转怒为喜，赶快释放了盛寅，用仪仗送他回家，并赐重金。全家人见他安然而回，又悲又喜，都劝他再勿固执。

盛寅却淡淡一笑说：“当时我只想救人，哪顾自己的性命呢！”

为了救人命，他坚持己见宁死不屈。这是多么伟大的医生！多么崇高的医德！

（二）不怕担风险的黎院士

故事2：他担着风险保战士的手

这是1997年《健康报》的一篇报道。黎鳌教授是院士，是德高望重、医术精湛的整形外科医生。一天，一对新婚夫妇去感谢他。黎教授抓起客人的右手，不禁回忆起两年前的情景，感慨地说：

“梁强，为了你这只手，我们担了很大的风险呀！”

两年前，梁强因救人重度烧伤，经医务人员的抢救，保住了生命。护士在换药时发现，部分手指已呈干性坏死，右手掌肌肉广泛坏死，送检发现有真菌感染，同时心肌也有损害，且存在败血症的危险。按常规，马上截肢，以斩断真菌的魔爪。当时部队首长、患者的亲属均签字同意截肢，但黎教授却坚持要给他保住一双对人一生如此重要的手。

这一承诺，无疑给自己出了一道难题。经过三次周密的会诊、讨论。黎教授毅然决定采取一种特殊的方法，最后成功了。战士的手保住了。

正如他在前面说的，为了患者的这只手，他不计个人得失，担了很大的风险。

（三）救人不计得失的好医生

一位耳鼻喉科医生急诊收治一例喉部突然被异物梗塞的患儿，孩子呼吸十分困难，命在须臾之间，亟需手术取出异物，可怎么劝，家属硬是拒绝在手术申请单上签字。怎么办？这位医生毅然抱起了孩子，进了手术室，取出了异物，孩子转危为安。家人感激不尽。

这件事深深地感动了许多人。很遗憾我忘了这位好医生的名字和所在的医院。这位医生一心只想着救患儿，不计个人的得与失，是我们学习的榜样。

二、关爱病人

（一）西方医生的《希波克拉底誓词》

两千多年前，希腊有一位伟大的医生，希波克拉底，根据他的思想，西方有一个《希波克拉底誓词》。每一个医生在从事这项职业前，必须向神宣誓。这个誓词中有这样几句很重要的话：“……我只履行根据我的智能和判断力认为有益于病人的医疗措施，而不做任何有损和加害于病人的事……”

健康报说：《希波克拉底誓词》中所包含的高尚医德思想和崇高精神，永远不会随着岁月的流逝而泯灭其光辉。

现在我们作医生的不会向神宣誓，而是在心中向祖国、向人民宣誓，永远以一颗善良的心去帮助每一位病人。

这就是医德。

（二）关注弱势群体

故事3：两位神仙下凡考验人们的善良

我常听以前“中国之声”中的“冬吴相对论”，相对论中有许多富含哲理的内容，我在此介绍一个故事，就是我众多喜爱中的一个。大意是：

两位神仙吕洞宾和汉钟离假扮成乞丐，下凡到一个村里要饭，听说一位农妇乐善好施，就去了她家，岂知这位农妇助人是有条件的，为乡里乡亲的人做好事，起码能为她传名，可这两位外来乞丐做不到，帮他们一点“用”也没有，她没有给他们饭吃。两位神仙又到了另一家要饭，这家主人名王重阳，看他们可怜，就做饭请二人吃。这位姓王的，在这两位神仙的帮助下，后来也得道，成了神仙。

故事中的两位乡亲，核心价值观不同，前者帮助别人是为了给自己传名，后者是出于同情，不求回报。

其寓意是，助人应该是不分贫和富，不问官和民，不计个人得与失，作为救死扶伤的医生，更应当如此。

例1：两位就医的农民

2009年8月11日7点多钟，我正在诊室做开诊的准备，两位中年男女进来问：“你是文大夫吗?”

“是”我抬头回答，看起来是两位农民夫妇。

“今天终于挂上了号”。

他们显得很高兴，征得同意后，将大包小包放在了诊室的一角，还有卷起来的耸立的席子，看来这几天他们都是睡在露天里的，同情之心油然而生。

这位47岁的女患者，在丈夫的陪伴下，从山东远道来京就医。他们进来了，在诉说病情的过程中低下了头。

病史是哮喘五六年，每年6~8月犯，喘重，那时正是她下地劳作的时候，患者未出现过眼鼻过敏症状。几年来花了许多钱，用了许多药，都不见好，孩子已上高中，也不得不辍学。说到这里，他们满面愁容。

说完病情后，她问“我的病能治好吗?”

虽然双肺均可听到喘鸣音，但当前支气管哮喘是能控制的。

我肯定地回答：“能”。

我纠正了她的吸药方法，哮喘顿时好了许多。

经皮试证实是对真菌过敏，下一步就涉及取血和脱敏的事了。考虑皮试结果与病史相符，决定不再取血检查。

是否要脱敏?

我这样考虑：

如果脱敏，患者或其家人需多次来京购药，每瓶注射的次数也多，疗程长达三五年，患者费时又费钱，还不能确保有效。如果不脱敏，利用这笔钱的一部分，让患者在6~8月之间一方面吸这两种药（经口吸入的抗炎药和止喘药），一方面去它处避一下，避免过敏原是过敏疾病最好和最根本的治疗方法。

权衡脱敏与不脱敏这两种方式对她的利和弊，我想暂不脱敏，采取避免的方法更适合她。我将这个想法告诉他们。留下了联系方式，最后这对夫妻和我紧紧握手告别，满心欢喜而去。

送走她们时，我还特别提醒说“让孩子上学去!”

不久，又一位患哮喘的农村大嫂前来复诊，翻开小病历看，一年前我曾给她看过。她很感激我，说病情好多了。

我说：“我们应该感激你们才对，你们是我们的衣食父母啊!”

她一下双手紧握住我的双手，竟激动得说不出一句话。

看完病回去后来电话，说：“……我们一家人都感激你。”

我感慨不已，人与人之间，医生和病人之间，是平等的，这社会是一个你帮我，我帮他，他又帮他的一个圈，这圈环环相扣，缺一不可。

上述两位就诊的患者，让我想起了

锄禾日当午，汗滴禾下土。
谁知盘中餐，粒粒皆辛苦。

我们应该多关心他们才是。

病人来到门诊，挂了号，有时会挂错科室，不管是否为我科疾病，我都力所能及地为他们解答一点问题。

例 2：我让退休老工人放宽心

上世纪 80 年代中期的一天，一位 70 多岁的老大爷进了诊室。

我问："老大爷，怎么不好？"

这是我当天看的最后一位病人，这个病人不一般，以后的时间都是我的，我可以让他尽情述说。

他说："我从 1962 年至 1982 年干油漆工作，前 17 年在一个 7 平方米的房子里工作，最初上面来检查说应该安装一个通风机。我向领导请示了几次，他们要我学雷锋，我想也对就不再要了。最后 3 年干喷漆工作，后来知道这工作对人的伤害很大。

"1982 年开始头疼、头晕、恶心、呕吐，医院诊断为梅尼埃病，一度好转。今年 2 月在骑车过程中，突然晕倒，逐渐眼前像隔有一层塑料布，脚像踩在棉花上一样，还有头晕。我跑遍了十几家医院。

"某医院医生说，'你哪儿有病就到哪科看。'他们把我转到神经科、眼科。照了 CT，说我有脑栓塞。什么脑栓塞？你看我左右手好端端的，腿也是这样。"

他一边说一边抬起了胳膊和腿。

他接着说："有一天中午，我突然在电视中看到讲油漆对人的伤害，先伤肺，后伤眼。我就有这样的症状。因此，我又去了职业病医院。"

他提高了颤抖的嗓门说"最后，他们把我转到了精神病医院"。

"我现在一个人没法出来，由老伴陪着。听说你们能治，就起早挂了号来了。"

他大概想我们能治"变态"呢！

从病人的倾诉中我得知，病人干油漆工多年，那时未得到应有的保护，肯定对他有一定的伤害。现在病了，求医的过程中，少数医生不理解，认为他有精神病、无理取闹。他能不委屈？能不伤心？我很同情他，但同时我又知道这病无法治愈。我决心开导他，说：

"老大爷，我们科只看过敏病，不看中毒的病。既然他们表示不能治，就再不要东跑西颠地去找烦恼。即使给你算了一个职业病，按工伤处理，也不过多拿几个钱（那时我知道诊断为工伤，可多拿 3% 的工伤费），仍然无法治疗，却把你折腾得够呛！何苦呢！不如心情愉快舒畅，做做气功，打打太极拳，必要时再去医院取点对症的药。把问题看开些，我看这样对你的病更有利，你说呢?”

我短短的几句话。说得老人直点头说谢谢。完后，老人拄着拐杖到了诊室门口，又回头来说：

“大夫，你真好!”

这短短的几个字，我一直记在心里。

我看了一位非我科的病人，没有给药，也没有做任何检查，仅仅作为一个医生给予病人以应有的同情和安慰，竟使病人如此感激。用我们的心去温暖他们，医生必须要有同情心。

例3：消除身矮大学生的愁肠

一位中年妇女在特需诊室门口等我。待我看完病后，她进来了要我给她的儿子看一下。翻开病历看，我未看过，再仔细看了一下，这也不是我科的疾病。我告诉她：

“我看不了这个病，这病不属我科。”

她哭起来了，哭得那么伤心，边哭边说：

“我在一个医院为孩子矮看了病。大夫看了片子后说：‘骨头已经合拢，不会长了。’三言两语打发了我们。孩子回家后，不吃不喝，情绪低落极了。无论如何请你给他谈谈。他现在楼下大厅，如果你同意了，我这就去叫他上来。”

看她那样，我有点同情她们，这时已不能挂号，征得护士长的同意后我说：

“好吧！你叫他上来，我看看。”

从病历看这孩子已经20岁了。

我问：“现在有多高?”

“1米5”。

孩子来了。我看他皮肤黝黑，身体壮实、匀称，也很帅。

我微笑着捏了一下他的胳膊说：

“真棒！现在干什么?”

“读大二。”

我又问：“哪个学校?”

“×大学”

“真行！你们中学班里有多少同学考上大学？”

“十几个。”

“那另几十个未考上的同学呢？他们羡慕你们吗？”

孩子笑了，“嗯”了一声。

“男孩可长到 25 岁，你还有希望再长一点。但你要做好另一种可能的思想准备。人一生就是这样，只要你为人诚实、善良、学习努力、工作勤奋，别人就会尊敬你，在国外也是这样。人的外表和服饰只是给人一个最初的印象，时间一长，就看他内在的东西了，你说是吗？”

他直点头。

我又说：“一个人要多看到自己的优点，善于发挥自己的长处。不要在那里‘庸人自扰’，你是不是在那里‘庸人自扰’？”

他又笑了。

……

时间已过了十二点，最后母子俩高高兴兴地走出了诊室。

（三）耐心答疑

害了病，心理负担重，甚至产生抑郁、恐惧，特别是一些疑难重症患者，只要有时间，不妨多谈谈，以解除他们心头的疑虑。

例 4：冷过敏休克患者问了 5 个问题

1999 年 6 月 6 日，就诊的是一位 37 岁、身体健壮的男士。他说：

“1984 年后开始对冷过敏，遇冷后全身起荨麻疹，每年 1~2 次，但随着时间的推移，过敏症状越来越重，持续的时间也越来越长。最近一次发生在就诊前晚去游泳池游泳，下水约 2 分钟，游了约 70 米，突觉全身发痒，立刻上岸躺下，盖上毛巾被，全身红肿高出皮肤，头晕、目眩、呕吐，1 个多小时才恢复。”

我将一小块冰贴在他前臂掌侧的皮肤上，贴冰后 20 秒局部发痒，5 分钟局部起了与冰大小相同的风团，确实对寒冷过敏。

他问：“我每天都用冷水洗脸，对不对？”

我说：“每天用冷水洗脸是对的，在医学上称为冷脱敏，不过首先要掌握好起始的温度，起始温度不能太低，太低会引起症状，浸泡于冷水的时间也不能过长，过长也会诱发症状。要适度，‘度’的掌握因人而异，举例来说，如果水温为10℃，浸泡5分钟就出现了过敏症状，那就将水温升高一点，改为12℃，时间缩短一点，改为3分钟，以不出现症状为度。在此基础上再慢慢降低温度，并逐渐延长浸泡时间。这样久而久之，你就对冷脱敏了。”

但脱敏后只能耐受轻到中度对寒冷的暴露，游泳是全身接触冷水，相当于大量暴露于冷过敏原，仍然会诱发症状。

他又问：“下水前我还服了一片欣民立（一种抗组胺药），为什么没有起作用?”

“这种过敏一般由名为肥大细胞分泌的组胺引起的，抗过敏药就是抗组胺药，你用的欣民立就是其中的一种。为什么不起作用？有几个可能：第一，这类药要15~30分钟才起作用，你服药后很快就下水了，那时药效还未产生；第二，可能就是因为你服了药，症状才轻一些；第三，大量暴露于寒冷，会引起组胺的大量释放，一般的药量抗不住。”

他问的第3个问题是“这病能预防吗?”

我说：“对冷过敏有两个因素：你自身的过敏体质和环境因素（寒冷）。过敏体质在相当长时期是不会变的，它使你容易患这类疾病，而环境因素就促使你发病了。患病后预防发病的办法是避免去寒冷的环境，不接触冷的物品包括避免用冷水、不吃冰棍等。但寒冷很难完全避免，根治就是以冷脱敏了。”

“还有，这两个因素在引起过敏上，作用不全相等，有的病人非常敏感，稍有一点冷，就会出现很严重的症状；有的病人不太敏感，相当寒冷的环境才会引起发病。不过患者敏感性不是一成不变，它会随着时间的推移而有改变。”

“我原来很好，什么病都没有，怎么就过敏起来了?”

“对冷过敏常在不知不觉中发生，又可在一定时间内消失，何时发生何时消失，是你的体质和环境两个因素在起作用，治疗可促进其好转，会好的，不必着急。我们单位的一位同事对冷过敏，还曾让我开了一张不能早去上班的证明，发病三年后就不再对冷过敏了。”

我又接着说：“注意在出现症状以后，要立刻到暖和的房间里去，大约30分钟就好了。”

“从前去海南游泳也痒过，出来（指离开水面）就好了。这次我躺在岸边还盖上了毛巾被，为什么症状持续这么久?”这是他的第5个问题。

我又说：“海南阳光充足，离开水面就能晒到太阳，暖和了，自然很快就好了。在北京，天气不及海南暖和，你虽然盖了毛巾被也不行，对冷过敏与受冻的处理方法不一样。受冻后先要用凉水擦身，一点一点地增加温度，慢慢暖和过来才行。而对冷过敏则要立刻到暖和的室内，这样才会很快好转，在室外岸边躺着，只盖了一床毛巾被是不保暖的。这样不但症状消失得慢，偶尔，还会加重呢！"

"还有，过敏性休克是低血容量休克，因为血管内的大量液体跑出了血管，到组织间去了，这种情况使患者看起来不缺液体，实际血管内却缺少液体，应赶快饮水最好是淡盐水以补充血容量。"

"以上这些原因使你一个多小时才好。"

患者已有抗过敏的药以备不时之需，不必再开别的药，仔细讲明道理，患者满意而去。

三、重要的心理暗示

（一）心理暗示的正能量

例 5：医生治好了她的"失明"

已经是四十多年前的往事，那时正值"文化大革命"时期。医院来了一位公社医院的护士，求治眼病。

原来，该公社医院自制注射用的安瓿药剂，做好后，先要在工作人员身上试注射，没有问题再给病人用。这位护士是因为用本院配制的注射药给自己打针，引起了双目失明来到医院求治的。

一位细心的眼科医生仔细检查，没有发现眼睛有问题，决定用一种特殊的方法治疗，最后治好了她的病。

这位医生是我的好友，她告诉了我治疗的全过程。

医生告诉她，手头有一种进口药能治好她的病。那时进口药十分稀罕，她在心理上给病人树立起治愈的信心。治疗的第一天，医生将她带到暗室，在病人的眼周涂上安慰剂，再给她擦掉，像这样反复数次，这是第 1 次治疗。接着第二天，她一边涂药，一边给她聊天说话，继续增强她的信心。到了第三天，终于她能看见东西了，医生牵着她进去，她自个儿走着出来，什么人和物都能看见，'病'好了。

医生用暗示、鼓励和关怀治好了她的"失明"。

这是我第一次感受到心理暗示的魅力。

（二）心理暗示的反面教训

例6：她的“病”是医生不经意的话引起的

说到心理暗示，我想起了发生在2002年5月27日的一件小事。那天我正在接诊病人，突然进来三个人，神情很紧张，说要咨询一下，坐下来就不走了，他们那种企盼的眼光，让我无法拒绝，我请他们出去一会儿，待我按序看完病人后再进来。

病人看完后，他们进来了。这三人中，两位是老年夫妻，一位是他们的女儿，患病的是这位老太太。

她说：“20多天前去医院看牙病，医生说，得先将神经杀死，于是就塞了一个很小的颗粒在牙上，让36小时后取出。但取时听这位医生说，取出的时间较规定的时间晚了一天。我心里就不安了，两三天后我就觉得头晕、耳鸣，接着全身乏力，手足发麻，一直不好。请问大夫，是不是过敏?”

看来病人思想负担很重，我得好好给她解释一下。

我说：“首先，你不是过敏，因为出现的不是过敏症状。”

“会不会是中毒?”

我答：“也不像，急性中毒几天之内就会见分晓，你的病不好不坏持续至今，不像。”

我轻轻敲了她的膝和跟腱部，神经反射都很好。

我又说：“还有，你的神经反射都很好，说明下肢没有瘫，再加上你的症状看不见，也摸不着，不像有大问题，可去神经科检查一下，没问题就可完全解除思想顾虑了。”

她老伴和女儿完全同意我的意见，较来时放松多了，最后，三人高兴而去。

医生不经意的一句话，竟使患者及其家人如此紧张，我们说话可得多注意啊！

例7：他患的不是“晚期癌症”

报上登载了一篇文章，这篇文章原意是表扬一位口腔科医生的。

大意是：北京的一个口腔科门诊，抬进来一位病人，他躺在担架上，瘦骨嶙峋，眼窝深陷，很像一个晚期癌症患者。可这位大夫左检查右检查也找不着癌症的根据。只得再回过头来仔细问病史。

原来，病人被初诊的医生误诊成癌症，把他吓坏了，情绪随之低落，不吃、不喝、不睡，人也明显消瘦了，这下大夫一看不但是癌症，还是晚期呢！这个诊断反过来又加重了病人的思想负担。最后家人想，那就死马当成活马医吧！

工会领导也问："你有什么要求？"

病人说："我想去北京看看天安门。"

于是，由四个人抬着他，陪着他，来到了北京，看了天安门。

既然来到北京就顺便看看病吧。医生否定了原来的诊断，抬担架的人先回去了，病人丢掉了思想包袱，不久他自己也高高兴兴地回了家。

故事4：狱医吓死了死刑犯

这是一个久远的故事，几年前曾在中央电视台科教频道（CCTV10）播出过，也在《参考消息》中登载过。故事大意是这样的。

一天，监狱官对一位死囚犯说，将用一种不痛苦的、新的行刑方式，如果他同意，将给他的家人一笔优厚的抚慰金。监狱官告诉他行刑的方法是，为他注射一种麻醉剂后，割断他的手腕动脉，让血不停地流直至流尽而死。囚犯同意了。

行刑当天将他的双眼蒙上，打了局部麻醉针，并在手腕上划了一"刀"，囚犯只听到滴答、滴答的流血声，时间一分一秒地过去，在越来越疲惫、虚弱的情况下，他就这样一命呜呼了。

其实狱医只是用刀背在他的手腕上划了一下，囚犯听到的是滴水声。然而毫发无损的他竟让这一假象夺去了生命。

故事告诉我们，这就是心理暗示的反面教训。

不良的心理暗示既可使无病者变成有病，有病者加重，甚至可置人于死地。反之，好的心理暗示也可使心理障碍的人重新振作起来，鼓起生活和工作的勇气，改变疾病的进程，特别是对那些依赖性强，对疾病心理负担特别重的病人，亲人和医生的语言特别重要。

勤学篇

一、学无止境

古时有许多警语："学无止境"、"温故而知新"、"学然后知不足"、"学问之道，如逆水行舟，不进则退"……最后一句，是我读高小一册（相当于五年级）时，学校奖给我的一个小小镜框中写的，是我终生难忘的一句话。

学一点知识（也包括实践），知道一点，学两点知识，就连成了一条线，三点，再四点、五点、六点……点与点之间相连，成了网络，知识成了网络，就会使人思路开阔，联想增多。胸中充满正能量，就能以仁爱之心待人。

二、学以致用

有了好的"全心全意为病人服务"的愿望，同病魔作斗争必须要有武器，这武器就是坚实的专业知识。要不，用什么来制服病魔，为病人诊治呢！

三、又学又问的学问

学问学问，又学又问。

光学不问，可能考试成绩很好，到了用时才感到力不从心。

诺贝尔奖获得者李政道先生曾说："求学问，需学问，只学答，非学问"，意思是要想求得学问必须先学会问问题，如果只会答问题，而不会问问题，那不算是学问啊！其核心是一个"问"字！历史上的许多发明、创造都是先从一个“问”字开始的。

我想，背出来的知识是别人的，问出来的知识才是自己的。

向谁学？向谁问？

病人、老师、自己、书本。

先说问病人吧！临床医生的实践就是深入临床，接诊病人，病人既是我们的服务对象，也是我们在临床认识事物的第一位老师，我们是在不断为病人诊治的实践中锻炼成长起来的。

二问老师，提起老师，我总是激动不已。

我想起了刚毕业走上工作岗位时，一位护士在注射青霉素后发生了严重的过敏反应，我给她皮下注射了一针1∶1 000肾上腺素，使她转危为安，我是怎么知道肾上腺素可急救严重过敏反应的？这是深藏在我内心深处的学校老师教诲的结果。

毕业后，我曾先后到三个不同的岗位工作，是西藏的余德钫、新疆的杜文慧、北京协和的叶世泰三位老师，将我扶上马，再送上一程。这种师谊，我终生不忘。

1958 年，儿科专家周华康教授亲赴我所在的新疆自治区医院儿科，他每日查房，指导我们的临床工作，整整一个月。他高尚的医德，高超的医术，深深地教育和感化着我们。20 多年后，我来到了北京协和医院，已不在儿科，他仍热情相助，他不顾年迈，为我补英语，修改外投稿，为我解疑……。不管是在医德、医术上，还是在为人上，他都是我学习的榜样。

我回忆起多年前，1 例 6 个月的重症肺炎患儿，在他命悬一线之际，我想到了低钠综合征，经血清检测证实后，我精确计算出了应给予的高张钠量，最后挽救了他的生命。

1963 年，我在北京儿童医院学习班学习时，有幸聆听许多儿科专家的讲课，我对其中邓金鎏教授讲的水电解质平衡以及失衡的纠正，特别感兴趣，回到医院，学到的知识常用于纠正小儿腹泻的代谢性酸中毒。这次我能将患儿救活，首先感谢的是北京儿童医院的老师，是他们帮助我学习了新知识并应用于临床的结果。

我想起了北京生物制品研究所专家连文远研究员，他专业水平高超，在工作中我们相识，并建立了友谊。我常请教他一些问题，他总是耐心地给我解答。譬如我问：“预防传染病如麻疹接种的是麻疹疫苗，预防风疹接种的是风疹疫苗，为什么预防天花接种的是牛痘，而不是天花疫苗？”类似的问题，经他解惑，我获得不少这方面的知识。

还有，“三人行，必有我师”。没有一件工作能由一个人完成，是大家努力、相助、协作的结果。

三问自己，在深入临床实践后，会发现许多问题，对这些问题锲而不舍，穷追下去，才能探索出个究竟，对医患双方都有利。四问书本，书本中记载着作者丰富的经验和教训，以及一些新的知识和进展。有了问题，在实践中、在书本中寻找答案。如变应性支气管肺曲菌病（allergic bronchopulmonary aspergillosis，ABPA）的发现，首先得益于一本书的启示，在这之前，我连这个病名也未听说过。

下面先举几个例子。

例 8：洋洋为什么拒饮牛奶?

1982 年 10 月 18 日，5 岁半的洋洋以支气管哮喘来我科门诊就诊。其母称孩子还对牛奶过敏，坚决拒喝牛奶，牛奶皮内试验呈（+++），一般对牛奶过敏者不会拒食的，我们试着端上一杯牛奶放在他的面前，他立刻推开（图 1），不成，就用手蒙住眼，并大哭起来直到牛奶拿走。

他为什么拒喝牛奶？这是留在我心中的一个疑问。

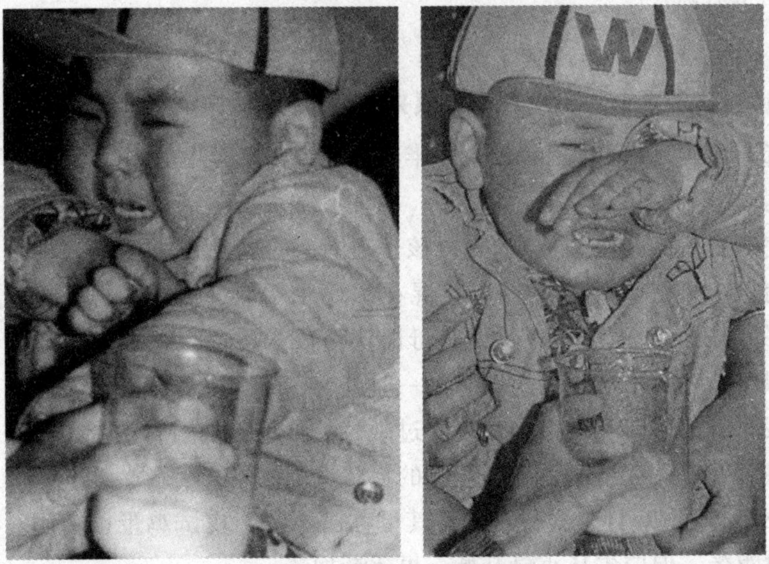

图 1　洋洋坚决拒喝牛奶

不久，来了一位成人患者。

例 9：对牛奶过敏的她讲述喝牛奶时的口腔感觉

1983 年 1 月 3 日，一位 47 岁的女性患者来我科门诊就医，她说：“我对牛奶过敏，不能喝牛奶。”我立刻警觉起来，请她讲述喝牛奶后的感受。

她说：“给你讲个故事吧！”

“上世纪 60 年代正值困难时期，我住军队医院，那里是包伙，每天早饭均有一杯牛奶，我都送给别人喝了，病友们左劝右劝，我只得试试，第一口喝下去像满口都是沙粒，黏膜也变粗了，第二口这种感觉到了咽部，我立刻吐出，并漱口才好。”

原来是这种出现得很快的不适感，使洋洋拒喝牛奶。

但这是什么样的病变引起了这种不适？

我又问书本，一查有关文献资料，了解到这是口腔黏膜在接触牛奶后产生的接触性荨麻疹出现的症状。原来如此！国外的情况呢？文献说：大约 3% 对牛奶过敏者拒食牛奶。当时我初步观察国内情况，牛奶过敏者中拒喝牛奶者要高于此数。

这位病人给我提出了问题，我从另一位病人那里得到第一个答案，再从书本中明白了究理。

例 10：孩子挑食，拒吃鸡蛋，原来是过敏

1986 年 5 月 14 日，一年仅 1 岁半的小儿以哮喘反复发作久治不愈来我科门诊就医。

说完病史后，其母又补充说：“孩子还有一个挑食的坏毛病，他不爱吃鸡蛋，不得已，只得将鸡蛋搅成蛋花混在牛奶中喂食”。皮内试验证实鸡蛋呈（+++）的强阳性，他拒食鸡蛋，其母误认为孩子挑食，想方设法让孩子吃鸡蛋，结果小儿哮喘不断，用药后只是一时好转，不久又犯。

来我科就诊后，才知道是对鸡蛋过敏，拒食鸡蛋是因为鸡蛋在口腔中引起了接触性荨麻疹，完全避食后，哮喘的症状就消失了。

1988 年 5 月 26 日来我科复诊，其母称已不喘，皮试鸡蛋也转阴。我告诉她可进食鸡蛋，但应先从小量开始，再逐渐加量。

从上面几个病例可以看出，我是如何在临床从无知到一步一个脚印学习新知识的。先是问自己，洋洋为什么拒饮牛奶？这问题得追下去。3 个月后，门诊来了一位牛奶过敏、不能喝牛奶的成年患者，她告诉我口腔的不适感觉，洋洋拒饮牛奶的原因找到了。但这感觉是什么病变引起的？我问书本，原来这是牛奶引起口腔出现的接触性荨麻疹。几年后，来了一位拒食鸡蛋，被家人误为“挑食”的哮喘幼儿，其诊断就易如反掌了。

医生的临床经验就是这样从“问”字着眼，一点一滴积累起来的。

诊 断 篇

在此，先就本书中提到的几个常用的中英文名词对照如下。

变态反应科或过敏反应科（department of allergy）；支气管哮喘（bronchial asthma）又称为哮喘病（asthma）；变应原或过敏原（allergen），变应性或过敏性疾病（allergic disease）。

科室的年轻医生、进修医生帮我、跟我，我们互帮互学，融洽共事。我们讨论门诊病例的诊治问题，也一起讨论平时医生易忽略的问题。

诊断和治疗比较，诊断是基础，应先行。下面谈谈我对过敏性疾病诊断的一点体会。

一、详问病史

过敏性疾病治疗前，需要确定疾病的诊断，并尽可能明确病因。变态反应科和其他科比较，一个最大的优势是：一旦找到病因，避免后，过敏的症状可很快好转或消失。因此，不只是疾病的诊断，疾病病因的探寻同样十分重要。病史可提供重要的线索（图2），因而，详问病史是诊断中重要的第一步。图2说明病史在过敏性疾病病因的探寻上占有重要地位。

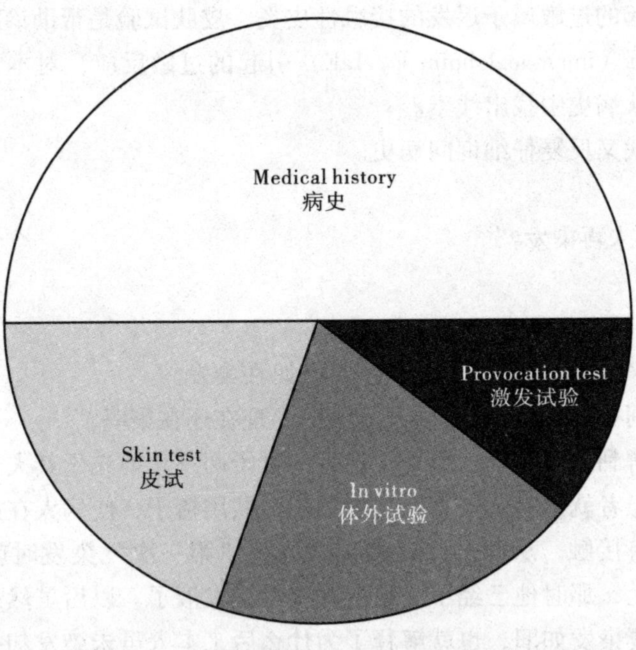

图 2　过敏性疾病病因的诊断中，各种检查方法的重要性

（摘自 Johannes Ring《Allergy in practice》2006）

例 11：奇怪的染发液过敏

一位 40 岁男性患者从外地来京就诊。病史是：1 年多前第一次染发 4~5 个小时后，头发边际出现皮疹，洗澡后全身出现皮疹，疹处奇痒。当地医生诊断他对染发液过敏（属过敏性接触性皮炎）。经治疗后明显好转，以后再未染发。但一年来仍经常头皮瘙痒，全身出现痒疹，时轻时重，其表现和皮疹的分布，与染发过敏引起的皮疹一样，原因不明，因此前来就诊。

看来患者对染发液过敏的诊断可以确定。但有两点难以解释。

第一，患者的过敏症状发生于第一次用染发液后。由于体内的细胞不认识它，一般第一次接触不会出现症状。只有在多次接触后，机体致敏了，才会在以后的接触中出现反应。而这位病人的症状发生于第一次接触后，无法解释。

第二，虽然患者未再染发，症状却反复出现，过敏的最佳治疗是避免接触，病人已经避免接触一年多，仍然出现症状，这一点也难以解释。

染发引起的过敏属于迟发的接触性皮炎，皮肤试验是帮助诊断速发的通过免疫球蛋白 E（immunoglobulin E，IgE）引起的过敏反应，对本病的诊断没有价值，只有从病史中找出线索。

因此，我又反复仔细询问病史。

……

“你确实未再染发？”

“确实”

“周围有没有人染发？”

他陪同来的儿子说话了：“对了，我妈在染发。”

我赶忙问：“她是什么时候开始染的？现在还在染吗？”

终于了解到如下情况。原来，患者的妻子两三年前先于其夫开始染发，并一直持续至患者就诊时。夫妻间同床共枕，共用梳子，使病人在第一次染发前就与染发液有接触，从而早已致敏，以致在“第一次”染发时就出现了过敏症状。实际上，那时他已经不是第一次接触染发液了。以后虽然病人本人未再染发，但其妻染发如旧，也就解释了为什么后来本人虽未染发却持续存在与其妻染发时间一致、时轻时重的症状的原因。此后其妻再未染发，患者的病也就随之痊愈。

本例再次说明详细询问病史，查找原因，进而避免对疾病的治愈十分重要。

例 12：全身奇痒原来是 84 液在作怪

2009 年 9 月 8 日，到门诊的第一位就诊者，是一位 55 岁的妇女，她以皮肤瘙痒 4 年多，痛苦不堪，多方诊治无效，从河北来我科就诊。

患者称，4 年前开始常年皮肤瘙痒，并日渐加重，但从未起过皮疹，长期服用开瑞坦、美能等药无效，做过多项检查包括血常规、血清生化、抗核抗体、抗甲状腺抗体和其他多种抗体的检查，均未发现异常。

她说：“当时我都不想活了，经常哭，他们又给我诊断，说我是‘更年期综合征。’”后来从网上查到我，就来了，她思想负担很重，将治愈的希望寄托在我们的身上。

常规的皮肤试验未发现过敏原，又取了血液进行实验室检查。

我一直认为，找病因不只依靠皮试和血液实验室检查，仔细询问病史，是寻找病因的重要手段。我左问右问，最后问，家中用消毒液吗？

她答：“用，我天天都用 84 液洗内裤和洗脸毛巾。”

“怎么洗？”我问。

“先用洗涤剂洗干净后，再用 84 液泡一会，略微清洗一下就完了。”

她自认为皮肤瘙痒是不洁所致，于是用了消毒剂，仍痒又认为剂量不够，再加量，结果越用越痒，越痒越多用，成了恶性循环。

问题可能就在这里，我嘱咐她再不要用任何消毒剂。

两天后来科复诊，多项血清检测，均未查到过敏原。

初诊后 10 天即 9 月 17 日再次复诊，她告诉我，痒已从内到了外表，能忍住，不需服药了。

我又说“多年的病不会一下子就好了，有一个渐进的过程，有时还会有小的反复，慢慢来，会好的。”

她说：“我都不知道该怎么感谢你了!”其实这句话就是对我最大的感谢。

1 个月后即 10 月 10 日，她来了电话，除了谈她的病外，还与我朋友似的拉起了家常。

她的发病与消毒剂有关，后来又发现多例。消毒剂和其他化学剂日益广泛应用于家庭、托儿所、餐厅等公共场所，成了皮痒、咳嗽的一个新诱因，应充分重视。

例 13：小伙一身痛的原因

2001 年 9 月 29 日，一位 28 岁的小伙子来到了诊室。

他说：“我一身难受，不舒服。”

但他始终说不清到底病在哪儿。我边猜边问，反复问，最后总结出，他上肢酸痛，足底胀，腰疼，一身难受。

从小病历本上知道，他看过神经科、骨科，曾诊断 DC 综合征（即游戏机综合征），器质病变待除外，骨科疑为强直性脊柱炎。

我对他的病产生了怀疑。

我又问：“是外地的吧？来京几年了?”

“是，来京已经 6 年了。”

问：“干什么的?”

答：“厨房炒菜。”

“哟！是位大师傅。”

问“每周休息几天?”

“没有休息”

“每天工作多久?”

“十几个钟头”

试想想，他整天站在那里，一手拿着铲，一手端着锅，不停地在那里翻锅炒菜，一定很累。这很可能就是他病痛的原因。

我很同情他，拍着他的肩膀说：“小伙子，你太累了，换换工作吧!”

事后在旁的小刘说“当你说这句话的时候，我看他眼圈都红了。”

他因工作来不及做实验室检查就匆匆走了。

走前，我一遍又一遍嘱咐他，出去走走，舒展舒展筋骨，会好的。

我一直牵挂着他，可他一直未再来。

例 14：2 岁小儿的咳嗽，原来是学爷爷

冬冬是 1 岁 11 个月的男孩，以咳嗽半年于 2013 年 3 月 14 日来我科就诊，但他夜里和玩的时候从来不咳嗽，也从未喘过。我看孩子在诊室里跑来跑去，精神很好。

双肺听诊呼吸音清晰。血清检查：T-IgE（总 IgE）10. 1kU/L（属正常范围），小儿过敏病常见的几种过敏原如尘螨、混合真菌等的特异 IgE 均为 0 级，儿童吸入过敏原过筛试验亦为 0 级。

通过上面的检查和血清检测可以排除过敏所致咳嗽，但是什么原因引起的咳嗽？我很想为他弄个明白。

根据他夜里和玩耍时从不咳嗽的特点猜想，会不会是习惯性咳嗽，这是 5~7 岁孩子多见的毛病。这种咳嗽，孩子可重复、可忍住，但冬冬年龄太小，很可能听不懂，无法配合。我仍想试试。

“冬冬，你咳几声给我听听。”我连说了几遍，他只盯着我，不吭声。看着孩子无反应，其母很着急，连忙说：

“冬冬，学爷爷咳嗽，学爷爷咳嗽。”

说者无心，可我却听出了另一层意思，问题终于弄清楚了。原来孩子的父母上班，白天就将冬冬交给爷爷带，爷爷有慢性支气管炎，常咳，常清嗓，冬冬就学上了。冬冬的诊断是习惯性咳嗽。

问题找到了，转移孩子的注意力，给爷爷治病，孩子的咳嗽能好。

2 岁的冬冬只有咳嗽，常需与咳嗽变异性哮喘（cough variant asthma,

CVA）即一般称的过敏性咳嗽相鉴别。孩子虽然不会答复我的问话，我仍然从询问中找到了原因。后来，家人采取了一些措施，孩子的咳嗽明显好转了。

此外，不是皮肤试验和血清特异 IgE 检测能找到所有病因，非 IgE 介导的咳嗽，需要作进一步的探寻，详问病史和随访，都十分重要。

二、仔细观察

仔细观察除了“看”，还包括“听”和其他体检。

故事 5：詹纳医生发现牛痘可预防天花

牛痘疫苗的发现开创了现代免疫的先河，而其发现过程是一个十分感人的故事。

天花曾经在人类肆虐了数千年，当时人们对它一筹莫展，200 多年前的 1796 年，有一位叫爱德华·詹纳（Edward Jenner）的英国医生，经仔细观察发现一个奇怪的现象，挤牛奶的女工手上有许多后来被称为牛痘的皮疹，但她们从不患天花。

詹纳医生对这个奇怪的现象产生了疑问，他想“为什么她们不害天花呢?”经反复思考后，他作了一个大胆的尝试，将女工皮肤上牛痘的浆处理后，接种到一位 8 岁男孩的身上，几周后，再让这位男孩接种天花患者的脓液，孩子奇迹般地未传染上天花。

接种牛痘能预防天花使人们为之振奋，这就是现代免疫预防的开始，在这开创性的伟大事业中，这位医生是英雄，这位男孩也是英雄。1977 年报道了世界上最后一个天花病例，1980 年，世界卫生组织正式宣布，由于疫苗的接种，天花已在全球被消灭，此后不再接种牛痘。1796 年成了现代免疫开始的里程碑。此后，人们开始探索其他传染病的免疫接种。

这个故事传给我们两个启示，临床医生一是要在详问病史和仔细观察中发现问题，二是在发现问题后紧追不舍，进而解决问题。

例 15：日光性皮炎久治不愈的原因

一位自称患光敏性皮炎的 51 岁男士，于 2000 年 9 月 12 日从沈阳前来就诊。

他告诉我："两个半月以来，日晒后双侧胳膊皮肤起皮疹、痒。后来不晒，右胳膊也起，治疗也不见好。"

不晒为什么也起？我心中产生了怀疑。

我看患者右上肢肘部和肘以下皮疹较重，而左上肢皮疹不明显。我又注意到患者右手指有残疾，活动有点受限。

我给他分析："你开始可能是日晒后起的皮疹，但现在的症状主要是搔抓或搔抓后继发感染引起的。我为什么这样说呢？因为你右手不方便，抓左胳膊不容易，因而左侧好得快。而左手抓右前臂容易，就随便搔抓起来，不但使皮肤进一步受到伤害，还可引起感染，在感染的修复过程又加重了瘙痒，再搔抓，结果成了恶性循环，这很可能是您右胳膊皮疹久治不愈的原因。"

患者直点头说："对！对！"

我接着说："为了切断这个恶性循环，应避免搔抓，止痒方法的选择就显得特别重要，止痒除挠抓外，应多想其他物理方法，如冷敷、涂清凉油等。如有压痛，可能并发感染，应用红霉素软膏。"我也给他开了色甘酸钠软膏。

我告诉他："色甘酸钠与皮质激素一样都是抗炎剂，虽然它的效果不及皮质激素，但也没有皮质激素那么多副作用，不妨试试。"

我看了他带来的其他医疗单位的病历，都诊断为湿疹。成人的湿疹只是皮疹特点的一个描述，更重要的是要尽最大努力为"湿疹"找原因。

例 16：心脏病并发Ⅲ度心功能不全，误认为重症支气管哮喘

2002 年 10 月 4 日，一位看起来呼吸困难的 63 岁老大爷，由老伴和女儿搀扶着前来就诊。老人走起路来十分艰难，家人紧张、着急。他的女儿说上次是按哮喘病吸药治疗，但效果不好。她要求给老人注射一针平喘药，而且说："我和弟弟患的都是哮喘，打一针就好了。"

虽然老人看起来呼吸十分困难，检查中却未听到哮鸣音，而在双肺肺底部却听到了明显的湿啰音。呼吸如此困难却听不见哮鸣音，只听见湿啰音，这样严重会不会是其他原因如肺炎或心脏病引起的？

我再追问病史，家人太紧张，竟忘了告诉我以前的疾病。我心中产生了怀疑后，要求看他在外单位就诊的记录。

翻开一看，吓了一大跳。原来他有心脏病，血压曾升高到 190/130mmHg，心脏也增大了，二尖瓣关闭不全，就像门关不严似的，关闭时血液往回流。

在我诊断的过程中，他的女儿一再央求注射一针平喘药。

我说："他现在不喘，我也没有听见哮鸣音，不需要打平喘针。"

他的女儿说："那是我给他服了氨茶碱以后。"

我说："氨茶碱对支气管哮喘和心脏病都有效，因此，不能因为氨茶碱有效就确定是哮喘病呀！还有，既然你给他治好了喘，那他的病重就不在哮喘上，而是在其他方面，所以应尽快找出病重的真正原因，而不是尽快打针。"

"是。"她好像明白了。我在继续看病历和询问病史的过程中，她一会又几乎乞求似的要求打针。我看她简直是心中乱了方寸，又不得不给她一遍又一遍地解释。

我告诉他们："必须要找出病重的原因，对他来说是哮喘引起的，还是心脏病引起的特别重要。因为二者的治疗不一样，甚至是相反的。治疗哮喘病的药可能加重心脏病，而治疗心脏病的药可能加重哮喘。因此二病必须加以区别。"

我又说："老人的病很重，结合原来的病史和我的检查，看来是较严重的心脏病，应马上请心脏内科的专家看看。"我了解了一下心脏内科组当天上班的专家，并作了推荐，最后与患者家人互留了联系方式。后来知道老人患的是心脏病并发Ⅲ度心功能不全，由于急救及时，已经转危为安了。

老人的女儿后来到科室感谢我说："当时我们都不知道该怎么办了。"

这个病例我的体会是：第一，出现呼吸困难，不只是想到肺，还应想到心，医生应主动询问和查阅以前的病史，患者往往因紧张而忘了告诉医生以前的病史。第二，凡有心脏病病史，又出现了呼吸困难或哮喘的患者，应首先排除心脏病加重所致，请心脏病专家会诊，作出判断，及时处理。第三，呼吸困难的患者，医生应同时听心和肺，特别是老人。

例 17：面部感染误为眼镜过敏

一位 51 岁的妇女，于 2000 年 9 月 18 日以对眼镜过敏就诊。患者告诉我："5 天前鼻梁右侧正是眼镜的支架处起了红疹，后来抓破了，涂了皮质激素软膏，接着就红肿了。医生诊断为眼镜引起的接触性皮炎。"

患者怀疑地问："这副眼镜已戴了这么多年，怎么现在过敏起来？"

我检查了一下局部病变的地方，告诉她："你不是对眼镜过敏。"

我为什么能这样轻率地否定原来的诊断呢？

因为：第一，病变发生于一侧，不是双侧，而眼镜是对称的物品，过敏应发生于双侧；第二，病变局部红肿，有压痛，不痒，感染常有疼痛感，而过敏正好相反，主要是痒，而没有压痛；第三，眼镜已戴了多年，没有发生过敏。因此，我考虑这是一次感染，最大可能是细菌感染。

她又问："平时我很容易有病毒感染，这次是不是病毒感染？"

"不像，病毒感染所致的皮疹很少只出现一个。"

我继续说："开始起疹的原因不清楚，现在存在的主要问题是感染，为什么会发生感染呢？可能是由于抓破后又涂皮质激素所致。检查也证实局部红肿处有明显压痛。"

"这里还是危险三角区呢！这里的静脉血管没有像闸门一样的瓣膜，感染易往脑子里窜，得尽快控制感染。"我说。

我给她开了局部用的红霉素软膏和口服头孢拉定，并嘱暂勿戴眼镜，虽然不是眼镜（架）引起的过敏，但不能让它再压住炎症部位。

患者次日即将出国，如果继续涂皮质激素，后果将不堪设想。

例 18：面部刺激性皮炎误为婴儿湿疹

14 个月男孩，反复面部湿疹半年。其母诉患儿从 8 个月起，吃多种蛋白食物后，包括鸡蛋清和鸡蛋黄、牛奶、鱼、虾等，面部起红斑、痒，多次到医院就诊，均诊断为婴儿湿疹、食物过敏，禁食相关过敏食物，但病情无好转。为查过敏原特来我科就诊。

查体：患儿右面颊部有一 2cm×2cm 的红斑，左面部皮肤正常，躯干四肢皮肤有少许红疹。

这一检查发现了问题，孩子怎么只有一侧面部有红斑？婴儿湿疹的皮疹分布应该呈对称性的。

我让孩子的爷爷再抱一下，抱起后他的右面紧紧依靠在爷爷的肩上。

问题出来了，他患的不是婴儿湿疹，很可能是成人的化纤外衣引起的刺激性接触性皮炎（irritant contact dermatitis，ICD），简称刺激性皮炎。后来的检验和随访也证实了这一诊断。以新鲜生鸡蛋清和蛋黄、新鲜牛奶给患儿做皮肤点刺试验，结果均为阴性。

血清检测：T-IgE 15.7kU/L（正常 <60 kU/L），户尘螨、鸡蛋清、鸡蛋黄、牛奶、鳕鱼、虾均为 0 级。血常规中血红蛋白 76g/L（正常 120～160 g/L），红细胞 $5.02\times10^{12}/L$（$4.0\times10^{12}\sim5.5\times10^{12}/L$），提示为中度低血色素贫血。

为什么家人认为是进食了多种食物引起的过敏？

说来好笑，原来在家人发现小儿面部出现红斑后，会联想到，是今天上午吃鸡蛋引起的，不再吃鸡蛋；过几天面部又起了红斑，家人又会联想到，昨晚喝了牛奶，是牛奶引起的，……就这样避食了多种蛋白食物，最终导致了营养不良性贫血。

我嘱咐：第一，将患儿衣物和家人外衣换为纯棉制品；第二，可进食蛋白食物，但要逐渐增加种类和数量；第三，暂不用药，定期复诊。

一个半月后，患儿右面颊部潮红完全消退，全身皮肤未见皮疹，进食鸡蛋、牛奶、鱼虾、肉等无过敏反应。

复查血常规示：血红蛋白升至 90g/L，红细胞 5.66×10^{12}/L，已恢复为轻度贫血。继续随访 3 个月进食完全正常，无皮疹出现。

我能初步判定小儿患的不是婴儿湿疹，根据其面部的皮疹不具对称性，再配合其他检查，终于明确了诊断，使孩子得以治愈。

小儿皮肤常见的疾病是：刺激性接触性皮炎（ICD）、过敏性接触性皮炎（allergic contact dermatitis，ACD），简称接触性皮炎以及特应性皮炎（atopic dermatitis，AD），发生在小儿又称婴儿湿疹。在这三种皮肤疾病中，最多见的是 ICD，因为它不需要一段致敏时间，且小儿皮肤娇嫩，成人的外衣一般为化纤制品，在抱小儿时的密切接触就可引起。ICD 应与 AD 进行鉴别诊断，其中皮疹是否呈对称性，特别重要。

附带一个有趣的观察和猜想。

国外文献记载，光敏性皮炎突出的特点是，皮疹很少发生于上眼睑、下颏区、耳后、唇上部、手指间和皮肤皱褶处，这些部位是日光照射不到的地方。但作者发现我们确诊的病例中有患者的上眼睑和唇上部仍然有皮疹，为什么与国外的观察不一样？后来突然想到，可能是西方人眼眶深陷保护了上眼睑的皮肤免受阳光的照射，而高耸的鼻梁又如屋檐，保护了唇上部免受阳光照射的缘故。不过这只是一个有趣的猜想，这观察还得继续。

三、必要的检测

经上述两项“详问病史”和“仔细观察”后，可能需要做一些必要的检查和血液的实验室检查，以对诊断作进一步论证。所谓“必要”是指在深思熟虑后的选择，这样为病人节省了开支。也锻炼着我们医生的分析和判断能力，是双赢。

我清楚记得，几年前两位农民夫妇在看完病后说：后面还有两位来找你。”

我问：“为什么不一块儿来?”

答：“他们正在筹路费呢!”

四、随访的重要性

随访十分重要，诊断不清者需要随诊，疗效的观察和重症患者的治疗也需要随访。

故事6：光敏性皮炎新病因的发现

在这之前，人们都知道，日晒后，少数人皮肤可出现过敏性皮炎，如日光性荨麻疹等。而另一些人用了光敏物（如化妆品、防晒霜等）再加上日晒才会引起光敏性皮炎，则是此后才知道的事。

1960年，Wikinson医生首次接诊几例皮疹局限于暴露于日光部位的患者，通过仔细询问病史，了解到其中部分患者在同一个工厂做工。经过数次访问工厂后，他发现有29例症状相似的患者，都在同一车间工作，患者诉说当他们在室外度周末或休假时皮疹加重。

同一工厂，同一车间，相似的症状，看来很可能与车间的某物有关。是什么呢?

他再次走访该工厂，发现该车间是当时唯一使用含有杀菌剂肥皂的车间。

于是他又对该肥皂的制作过程进行了调查，发现几个月前，肥皂中又加入了一种新的杀菌剂——四氯水杨酰苯胺。很可能就是这新的杀菌剂作的怪。

Wikinson医生以四氯水杨酰苯胺为这些患者做斑贴试验，结果出现阳性反应，再以紫外光照射，阳性反应更强。局部皮肤活检提示为光过敏性皮炎(photoallergy dermatitis)。

1961年，他第一次发表了53例对四氯水杨酰苯胺光敏感患者的报道。

这位医生发现问题，紧追下去，终于发现了另一种光敏性皮炎。

例 19：长期的咳嗽变异性哮喘经随访确诊为刺激性咳嗽

患儿是一位 6 岁男孩，反复咳嗽 3 年多，久治不愈。于 2009 年 9 月 22 日从内蒙古自治区满洲里来京就诊。

病史是：患儿于两岁半开始经常出现不明原因干咳，日轻夜重，常于半夜干咳至凌晨，重时引起呕吐，每两三天犯一次，从无喘息，也未出现喷嚏、流清涕、鼻痒、鼻塞等鼻部症状。曾去多家医院就诊，均诊断为咳嗽变异性哮喘即一般所称的过敏性咳嗽，先后口服过顺尔宁、开瑞坦糖浆、美普清、吸入舒利迭等治疗，病初似有效，但久用后效果差。曾注射过干扰素，用过卡介菌多糖核酸注射液一个疗程，均无效。多次拍胸片和胸部 CT 扫描，并做过肺功能检查均未见异常。

患儿幼时曾患湿疹，已愈。对食物和药物不过敏。无过敏家族史。体格检查：一般情况好，双肺呼吸音清晰，未闻哮鸣音。

过敏原皮试吸入组：尘土、多价真菌、尘螨均阴性。血清 T-IgE 66kU/L（正常<60kU/L）、吸入过敏原过筛试验 0 级。

根据当前病史和各项检查均正常，不像咳嗽变异性哮喘。

是什么原因引起的咳嗽？我决定再仔细追问病史。

……

“用过消毒剂吗？”

“用过。”

“用的什么消毒剂？”

“84 液、来苏、滴露、威露士。”

“用来干什么？”

“擦桌椅、拖地，浸泡衣物、床单。”

“用了多久？”

“三四年。”

这一问，让我高兴不已，开了两瓶咳嗽药，并嘱咐其父母回去后不要再用任何消毒剂。离开前，互留了电话。

半个月后去电话，其母称：去消毒剂后不久，咳嗽明显减轻，1 个月、3 个月再去电话随访，不再咳嗽。最后确诊为消毒剂引起的刺激性咳嗽。

2009 年除夕，正当午夜钟声响起时，电话铃声响了。传来孩子的声音：“文奶奶，祝你新年快乐，健康长寿！”这是当晚我接受的最好礼物。

长期咳嗽的原因就在刨根问底和随诊中得到确诊，使患儿最终得以治愈。对这种少见的情况，我们也收获了经验。此外，以排除试验诊断病因，这方法安全而准确。

在门诊，我们常常只能作出怀疑的诊断，如果到此为止未予随访，过几天，会将孩子的病全忘了，随诊使疾病的病因得到肯定，对我们是个不小的启示。

以上介绍了过敏性疾病诊断的四个要点，一些过敏性疾病的诊断和病因的探寻，只需要详细询问病史就可得出结论，或提供这方面的重要线索，但大多数情况需要以上几个方面的配合才行。

五、学会分析

（一）熟悉特定过敏性疾病的特点

首先，变态反应科医生要掌握每种过敏性疾病的主要特点，如：支气管哮喘的主要特点是，喘鸣具可逆性，可自然或经治疗缓解；而婴儿湿疹呢，皮疹呈对称性是它的主要特点。

这里有三种情况。

如具有某病的特点，不该有的临床表现没有，就能确定是该病；如具有某病的特点，却还有一些该病无法解释的表现，应进一步检查，变应性支气管肺曲菌病（ABPA）的诊断属于此类，我们是在对支气管哮喘患者具有一些无法以哮喘病来解释的疑点，不懈追踪，最后作出诊断的；如经仔细了解，不具有某病特点，却有一些无法以某病来解释的病史和表现，排除该病后，应及时转到相关科室。后面介绍的类癌长期被误诊为支气管哮喘就是一个例子。

现将上面三种情况综合成一个表。

表 1 对特定过敏性疾病的阳性和阴性表现进行比较

某过敏病的特点	其他表现	结论
+	−	是
+	+	进一步检查，如 ABPA
−	+	及时转到相关科室，如类癌

上面的三种类型，有的虽少见而严重，如纵隔类癌，需要我们尽快作出鉴别；有的并不罕见，如 ABPA、习惯性咳嗽，它们长期隐藏在支气管哮喘中，需要我们随时提高警惕。

新的病因（如消毒剂的广泛使用）诱发的刺激性皮肤和呼吸道疾病，是当前一个重要的、需要与过敏性疾病鉴别的问题，要求我们不断去探索和学习新的东西。

总结成简单的两条：

第一，掌握过敏性疾病的基本临床特点，发现该有的没有，或不该有的有了，都是问题；

第二，有了问题，应穷追下去，常常会有所发现……

下面介绍几个病例来加以说明。

例 20：哮喘病误为慢性支气管炎让老人病了 20 多年

这是一位来自农村的老大爷，已经 70 岁了，入冬咳嗽、哮喘 20 多年，曾多次住院，诊断为慢性支气管炎。他问医生，这病还能治吗？医生说，20 多年的慢性支气管炎，不能治愈，回家穿暖和些，吃好点就行了。

孝顺的儿子不死心，又带着老人来到我科就诊。

老人的病史是：入冬咳嗽、哮喘 20 多年，确实像慢性支气管炎，但仔细询问，了解到，他喘时端坐，不能平卧，半夜常犯，但每进入夏季，不咳不喘如常人。

这就奇怪了。

患者的病像慢性支气管炎有两点，咳嗽哮喘多年，冬犯。但仔细一了解，发现有许多不像的地方，老年慢性支气管炎喘时不需端坐，多年的病已成慢性，夏季也不会痊愈如常人。反过来看他的病史，哮喘夜里多犯，喘时需端坐，不喘时以及在夏季如常人。这种具可逆性的特点，只有支气管哮喘才具有，是支气管哮喘吧，为什么入冬才犯？

支气管哮喘一般夏季犯病较多，他却入冬才犯，是否另有原因？会不会是与冬季的衣物服装有关？我联想到有些人入冬常穿丝绵衣和盖丝绵被，皮试时特别加了蚕丝变应原（过敏原）。15分钟后真相大白，皮试蚕丝呈强阳性。原来真是蚕丝在作怪，他正穿着丝绵衣呢！老伴怕他冻着，还特别在丝绵衣外的背面加了一大块见方的丝绵团，立刻取下这块丝绵团，喘很快缓解。

回家脱下丝绵衣后，不再喘了。一周后血清检验也证实是丝绵过敏。此后远离丝绵衣物，入冬也不再犯了。

作者抓住患者的哮喘病具可逆性这个特点，最终作出了正确的诊断，找出了真正的病因——丝绵，脱下丝绵衣后，症状很快消失。

例21：孩子频咳不止的原因探寻

5岁女孩，以咳嗽4个多月，于2010年2月9日就诊，其母称，4个月以来已在外就诊8次，曾诊断为咳嗽变异性哮喘（CVA）、感染后气道高反应性和鼻分泌物倒流等。多种药物治疗无效。就诊时，孩子在诊室内跑来跑去。体检：精神好，频咳，听诊双肺呼吸音清晰；皮试吸入组全阴性。又做了血清检验。

复诊时，血清总IgE为6.53kU/L（正常<60kU/L），吸入过敏原过筛试验0级。看来确实不像过敏引起的，再追问病史。

其母称：睡前咳，睡醒咳，夜不咳，从不喘，按过敏治疗无效。

患儿补充说："看电视、做事时不咳。"

我问患儿两个至关重要的问题：

"你能再咳嗽一次给我听吗？"

"能"

"咳嗽能忍住吗？"

"能"

当时观察，证实咳嗽能重复，又在鼓励下观察她能否忍住，她竟坚持了半个钟头未咳。于是诊断为：习惯性咳嗽。

诊断依据：第一，在外院作过多项检查，排除了其他科的器质性疾病。

第二，夜里从不咳嗽、不喘。

第三，咳嗽能重复，能忍住，器质性疾病引起的咳嗽既不能重复，也很难忍住。

该病患儿表现咳嗽或清嗓，频发不止，虽然多次被诊断为咳嗽变异性哮喘，但仔细追问，不具哮喘病的临床特点。他的咳嗽可在转移注意力后停止，且能重复，能忍住，夜里从不咳嗽，按哮喘病治疗无效。

本病多发年龄为5~7岁，常使患儿的家人忧心忡忡，到处奔走求治，患儿也因父母的紧张更加频咳不止。诊断后，能在耐心、鼓励、表扬下治愈。

此外，这类病既往曾诊为心因性咳嗽，因为孩子的病非心理因素所致，故改称习惯性咳嗽。

例22：为什么说他患的不是过敏性鼻炎

2013年的一天，一位邻居问我，他被诊断为过敏性鼻炎，用了辅舒良(一种含皮质激素的喷鼻剂)，并口服了抗过敏的药，但总不见好，怎么办？

过敏性鼻炎应具备的四大症状——喷嚏、流清涕、鼻痒和鼻塞，这些特点，他基本没有，仅偶尔喷嚏，不流清涕，也无鼻痒，就拿鼻塞来说吧！过敏性鼻炎是充血引起的，可随体位移动而变化，如左侧卧，则左鼻塞而右鼻通，如转为右侧卧，则右鼻塞而左鼻通。鼻内长了东西如息肉和肿瘤属于机械性鼻塞，就没有这个特点。

我告诉了他这些。

又根据他症状的特点说："不像过敏性鼻炎，去拍个片吧，一定要去！"

不久，片子出来了，诊断为鼻咽癌。

过敏性鼻炎的诊断并不难掌握，如果我们问得再仔细一点，及时排除过敏性鼻炎的诊断，患者就可能尽早得到治疗。

因此，掌握疾病的特点，对诊断和鉴别诊断非常重要。

（二）正向思维和反向思维

什么叫正向思维？什么叫反向思维？

先讲一个故事，这故事发生在第二次世界大战期间。

故事7：三块钢板的故事

首先介绍第一块钢板的故事。

当年美国陈纳德将军率领一批志愿飞行员来华助战，他们的主要任务是将援华的物资从缅甸运往我国内地，在飞越中缅航线时，常常遭到日军战斗机的偷袭，子弹穿透飞行座椅，夺去飞行员的生命。情急之下，飞行员在座椅背后焊上一块钢板。就这块钢板保护了自己的性命。

再讲第二块钢板的故事。在第二次世界大战期间，美军在诺曼底登陆，某空降师副师长乘坐滑翔机实施空降指挥作战。起飞前，在其座椅周围和底部都安上了钢板，以确保安全。但他们没有想到，由于滑翔机自身没有动力，与牵引的运输机脱钩后，必须保持平衡滑翔降落，而沉重的钢板让滑翔机头重尾轻一下栽了下来，这位将军成了登陆殉职的第一人。

第三块钢板的故事发生于第二次世界大战后期。盟军节节胜利之际，上千架美机对日本本土进行轰炸，日军虽然已是穷途末路，仍负隅顽抗，每次总有一些飞机被击落，回不来。

军方请来了数学家，请他分析钢板安装在飞机的哪个部位最好，因为安多了钢板，飞机不但飞不快，炸弹也装得少些；安少了，又不能确保安全。这位数学家请地勤人员统计飞机上弹孔的分布并制成图，结果是，机身弹孔最多，飞行员座椅后面和机尾部几乎没有弹孔。

这位数学家看了弹孔分布图后说，那就将钢板安在座椅的后面和机尾上吧！果然伤亡减少了许多。

奇怪，为什么钢板不安在弹孔多的机身部位？

飞行员们一看就明白了。如果这两处中弹，轰炸机多半就回不来。能飞回来的飞机，则是这两处没有挨弹的。因此，结论很简单，只需要给这两个部位焊上钢板就行了。

我想，第一块钢板是安得恰到好处的正向思维，保护了飞行员；第二块钢板的安装也是正向思维，只是保帅心切，考虑欠妥，钢板安装多了出的事；而第三块钢板的安装则是反向思维。

这个故事与我们在医疗上的治疗很相似。正向思维是，先确定疾病的诊断和引起疾病的病因，然后，给予最少的有效药物和最小的有效量治疗，疾病痊愈或缓解。

在少数情况下，如果用药后产生了不良反应或治疗无效，有两种可能：一是药物用多了或剂量大了，产生的不良反应，需要减药、减量，这相当于第二块钢板的安装思维；二是应往回退一步考虑，是否为诊断错误？这就是医疗上的反向思维。也是第三块钢板的安装思维。

例 23：早婴的哮喘应首先考虑先天性心肺疾病

这是一例 1 岁 4 个月的男婴，陪伴的祖父说：生后 40 多天开始哮鸣，后每个月犯 10 多天，按哮喘病治疗无效。双肺均可听到哮鸣音，皮试尘螨、真菌等少数常年过敏原均呈阴性，胸片检查：左肺叶气肿，心脏右移，诊断：先天性肺叶气肿（左）（图 3）。转北京儿童医院外科继续治疗。

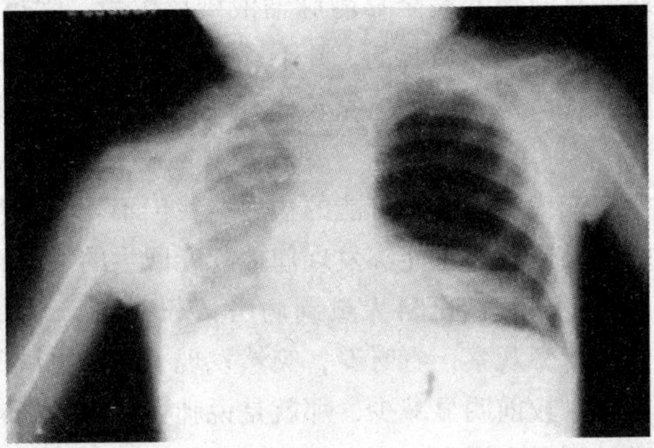

图 3　先天性肺叶气肿（左）

患儿误为哮喘病 1 年多，最后的确诊却是如此的简单。因此，少数情况下，发现矛盾，应进行反向思维。

文献告诉我们，婴儿时期的哮喘病，感染性最常见，但早婴时期开始的哮喘病，感染性哮喘却很少见，因为这时通过胎盘来到婴儿体内的母体免疫球蛋白 G（immunoglobulin G，IgG）抗体，能预防多种感染性疾病，从而感染性哮喘也很少见。到了 4~6 个月，母体来的多种抗感染抗体逐渐下降到相当低的水平，而婴儿自身产生的抗体尚不足以保护自己，这以后一段时间，感染性哮喘才逐渐多起来。

其次，是否应考虑为过敏性哮喘？早婴时期的过敏，主要表现在皮肤上，且患儿对吸入过敏原尘螨、真菌的皮试，均呈阴性，故基本排除过敏性哮喘。

因此，早婴时期开始的哮喘应首先想到先天性心肺疾病的可能，进一步检查除外。胸部 X 线检查不是哮喘病诊断的必要手段，但对哮喘病的鉴别诊断却十分重要。

例 24：患儿病重不在肺炎而在电解质失衡上

已经是 50 多年前的往事，我在当时小儿床位最多（150 张床位）、工作繁忙的新疆自治区医院小儿科工作，在那里我在工作中锻炼成长。

一个 6 个月的重症病毒性肺炎患儿，住进了病房，虽然我们全力救治，不但病情丝毫不见好转，而且急转直下。到了住院第 4 天，全身水肿，患儿已陷入昏迷，心率 120 次/分，呼吸 7~8 次/分，诊断重症肺炎并发胸腔积液、心力衰竭和呼吸衰竭。这时患儿完全靠静脉输液维持生命，除抗生素外，吸氧，还定时静脉给予呼吸兴奋剂和强心剂，并下了病危通知。已经将患儿移至单间病房，并向其父母交代清楚病情，让家长作好“思想准备”。患儿已是奄奄一息了。

虽然已向其家人交代了病情和可能的预后，我仍不死心，常在病床旁仔细观察，我在寻找蛛丝马迹，期望能够发现使他起死回生的一线希望。

住院的第 7 天晚上，我们全科人员到病房义务劳动。劳动完后，已近 10 点钟，我又待在他的床旁观察，看呀看，突然发现了一个矛盾现象，他肺部的湿啰音已不那么密集，较前明显减少，那就是说肺炎已有所好转，肺炎既然有所好转，如此严重的呼吸衰竭和心力衰竭和昏迷等严重表现，就难以用肺炎的中毒症状来解释了。如果不是肺炎的并发症使他加重，目前病情如此之重又该作何解释呢？如果找到问题的症结所在，婴儿就有希望了。我想呀想，突然精神为之一振，我想到了一个可能。

于是急查血生化，结果正如所料，患儿并发了重度低钠血症，血钠只有 118mmol/L（正常 130~150mmol/L）血液呈严重的低张状态，大量液体都跑出了血管，到组织间去了，或跑进了细胞里。

别看患儿看起来水肿，血管内的液体却减少了许多，必须及时纠正这种情况，尽快输入高张液，因为只有高张液才能将低张的血液纠正为等张，只有高张液才能使血管内液体不再外流，并将血管外的和细胞内的液体拉回血管。诊断明确了，理论上应该这样治疗，具体该怎么执行？

我和我们科还从来没有静脉输过高张钠液呢！因为稍一不慎，高张盐水就会增加心脏负担，引起细胞脱水，更何况患儿还怀疑有心力衰竭，一直在用强心剂呢。我估计原来心力衰竭的诊断是错误的。当前必须尽快矫正血液的低张状态，这是当前患儿的主要矛盾，是抢救他的唯一办法和一线希望。抢救生命要紧，我，作为一个医生，按自己的思路想下去，干下去……

已经是深夜了，我紧急向外科手术室借来10%氯化钠，再稀释成3%的浓度，根据患儿低钠程度和体重计算，决定静脉输入84ml。要给一个仅6个月、曾诊断为肺炎并发呼吸衰竭和心力衰竭、并下过病危通知的婴儿，静脉注射3%的高张氯化钠84ml是要冒很大风险的，可那时我没有去想这些，一心想救活患儿。

当时医疗条件很差，没有心肺监护仪，为了作好观察，我从棉棍上扯下一点棉花拉成细丝，把它粘在患儿的鼻尖上，棉花丝轻轻地有规律地来回飘动着，我用这个办法来观察他微弱的呼吸，把听诊器贴在他的胸前，倾听他低钝的心音，我让护士尽可能慢地从静脉输入配好的3%氯化钠液体，并告诉她，一旦出现问题，我一举手，就立刻停止注射。

静脉注射开始了，我全神贯注地盯着棉花丝来回轻轻的飘动，仔细聆听着他心脏微弱的跳动，时间在伴随着我的心跳一秒一秒地过去，四周静得好像连掉下一根针也能听见。液体终于平安地输完了，我大大地舒了一口气，终于过了这第一关。

以后奇迹出现了，在静脉注射高张盐水2小时后，患儿打了几个呵欠，4小时后患儿眼微睁、微咳，12小时后能吞咽，喂入牛奶30ml，24小时后大声哭闹要吃母乳，神智清楚，尿量增多。

虽然临床已有好转，但住院第8日复查血生化，血钠仍如前，又静脉推入80ml 3%氯化钠，这时患儿已能吸吮母乳，完全能自己口服液体，住院第9日，血钠完全恢复正常，不久痊愈出院。

这个孩子没有留下一点后遗症，我当时的兴奋和激动真难以言表，虽然没有谁表扬我，虽然孩子和他的母亲始终不知道我为患儿所做的一切，因为我竟忘了在事前告诉患儿母亲我将采取的措施和可能出现的意外。

算来孩子现在已过半百之年，正在为国家社会出力效劳。后来我将这一个病例整理投稿，发表在1964年的《中华儿科杂志》上，这是我第一次投稿。

至于患儿的低钠综合征是病重引起的？还是治疗给钠太少所致，无法确定，估计两种原因都有，我没有再去深入探讨。

这次将一个濒临死亡的患儿从病危中抢救过来，我心中十分高兴，因为其中有我的智慧，还有我的勇气。如果我继续按肺炎治下去，后果将不堪设想，是我的反向思维救了他。

我想：

第一，也是最重要的一点，即使在最危急的时候也不要放弃希望，要有救活患儿的坚强信心，这样你才会想尽一切办法去寻找危重的原因，想尽一切办法去救活他。

第二，在临床上要多观察，患儿是在临床观察中发现矛盾，进一步采取措施后得以治愈。作好诊断包括疾病的诊断，病因的探寻、并发症的发现和病情转重的原因等。

第三，必要时应反向思维。

患儿的治愈对我的启示很大，在肺炎的治疗和抢救上，我们应该想得更多一些。这次教训为后来在成立肺炎病危室，成功地抢救了不少重危肺炎患儿打下了基础，我们从临床工作中不断吸取着经验和教训。

例 25：洛贝林引起的异常呼吸

我回忆起第二件往事。

1 例 2 岁多的诊断为中毒性痢疾患儿住进了隔离病房，按惯例注射了一次氯丙嗪（冬眠灵），并派了特护严密观察。患儿在氯丙嗪的作用下已安静入睡。护士突然发现了一次不正常的呼吸，那时全国都主张对中毒性痢疾及其并发的循环衰竭和呼吸衰竭早诊断、早治疗。既然出现了一次不正常呼吸，根据以上标准，这应该算是早期的呼吸衰竭了，主管医生除了按时给他肌内注入氯丙嗪外，还定时静脉推入呼吸兴奋剂——洛贝林。

可是异常呼吸的次数不但未减，反而越来越频，洛贝林也随之越用越多，越用越勤，几个钟头以后，竟连一次正常呼吸也没有，呼吸不是快慢不均，就是深浅不匀，主管医生给家长交代了病情，以后就是尽人事、听天命了。

下午 5 时，大家下班了，我值主治医生的夜班，在床旁仔细观察，心里产生了怀疑。后来送来了晚饭，我把患儿摇醒喂他，他竟将一碗有肉有菜的婴儿粥喝得精光，然后又在氯丙嗪的作用下呼呼大睡起来。

他能喝下一大碗粥说明中毒症状不重，中毒症状既然不重怎么会有如此严重的呼吸衰竭呢？难道不是呼吸衰竭？不是呼吸衰竭又会是什么呢？是呼吸衰竭为什么注射洛贝林后反而越来越重？我想来想去，得不到恰当的解释。

这时脑子里闪出了一个念头，会不会是洛贝林本身引起的异常呼吸？如果是这种可能，继续这样治疗下去，后果将不堪设想，应该立刻停药才对。

考虑再三后，我决定停用洛贝林观察。整整一个不眠的夜晚，我亲自在床旁守护着他、盯着他，看着患儿的异常呼吸逐渐减少，到次日早上，呼吸已完全恢复正常，我的一颗心才放下。后来很快痊愈出院。

这次患儿得以治愈，也是反向思维的结果。

例 26：类癌误为哮喘病使她走上不归路

1987 年 2 月 25 日，已过了农历新年，但仍春寒料峭，我来到医院变态反应科门诊，开始了半天繁忙的工作。

一位年约 40 多岁的中年妇女带着一个年轻女孩进来了。这位女孩来自农村，年近 17 岁，由于患哮喘病久治不愈，而且日渐加重，在北京的姑妈特地把她接来，希望能在这里治好她的哮喘病。姑娘面目清秀、身体虚弱，我听她说话声音低细无力，那时外面还很冷，室温也不高，但见她的鼻尖直冒汗珠，看她十分费力着急的样子，我拍着她的肩头连连安慰她：

“别着急！别着急！慢慢说。”

我静静地听完她的述说。

1 年多前的夏天感冒咳嗽后，上不来气，渐渐吸气困难，一直按支气管哮喘治疗，用过激素、麻黄碱等。用药后，略有好转，很快又加重，不用药时，日夜均憋，一直声音不嘶哑，但低弱无力。家族和患者过去均没有患过敏病的历史。曾做皮试均为阴性。

检查：病人身体瘦弱，吸气特别困难，锁骨上窝和胸骨上窝有明显的三凹征，但声音不哑，呼吸 18 次/分，鼻尖汗珠多，除痰鸣音外，双肺呼吸音不低，未闻哮鸣音和水泡音，心率和心律无异常。

从上述病史和体检看来，患者主要的问题是吸气性呼吸困难，其原因是什么？

病人的呼吸道症状明显，但诊断为上呼吸道梗阻或喉水肿吧！声音又不嘶哑，如为下呼吸道的支气管哮喘吧！病情呈进行性加重，无哮喘病具有可逆性的特点。此外，存在明显的呼吸困难，又未听见哮鸣音。这是什么问题？

一般哮喘病是大、小气道同时受累，喘鸣音是来自大气道（所谓大气道指内径≥2mm 的气道），偶尔出现的单纯小气道（<2mm 的气道）狭窄，不会出现哮鸣音，她会不会是这种少见的情况？

首先，我用简易峰流速仪测定她的峰流速，结果为 0。峰流速仪的最低刻度是每分钟 60L，在这个刻度以下就无法测定了，也就是说她只能呼出一点气来。我连忙给她皮下注射1：1 000肾上腺素 0.3ml，因为只有肾上腺素能最快地解除大、小气道的痉挛和黏膜水肿。在诊室观察 30 分钟后，患者自觉症状明显好转，我再一次测定肺功能以观察是否真正好转，结果仍然为 0，证实用药后肺功能丝毫没有改善，自觉症状“好转”是心理作用所致，我完全排除了支气管哮喘的可能。

看来问题远不是我科能解决的，我紧急请耳鼻喉科医生会诊，张宝泉教授立刻提出要除外主气管狭窄，并与我一起去了放射科给她拍了胸片，很快胸片洗出，正位像未见异常（图4A），那时我院尚无CT扫描机，我们为她做了体层摄影，真相大白，证实了张教授的推断，患者主气管近气管杈处突然极度狭窄，内径不到2mm，狭窄处的上段明显扩张（图4B），是大量的空气积聚在

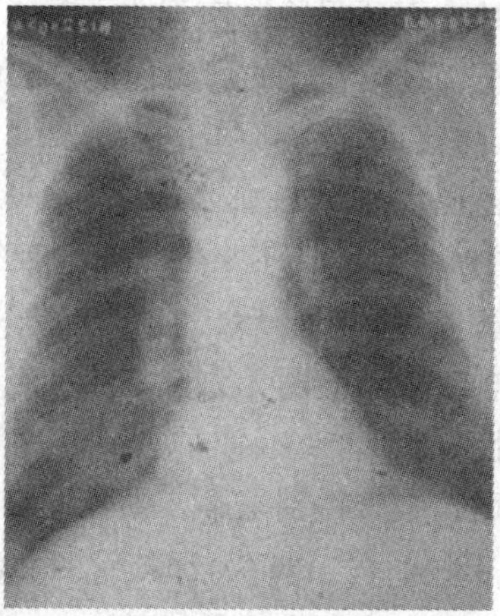

A

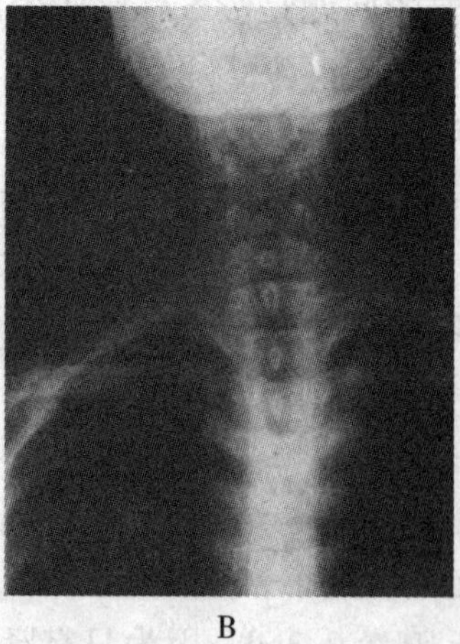

B

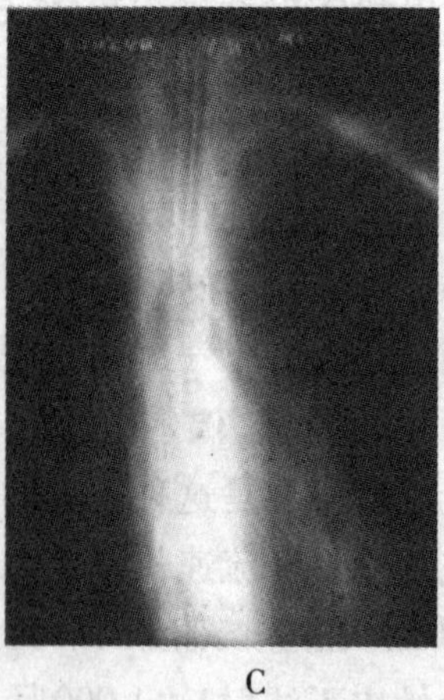

C

图4 纵隔类癌压迫主气管致狭窄

A 胸部平片未见异常；B 体层摄影主气管狭窄，上段扩张；C 支纤镜下插，X片示狭窄处受阻

狭窄的上段所致，而突然狭窄的原因显然是由于气管周围的肿物压迫所致。原来她呼吸困难是气管外的肿物压迫气管引起的。后来在全麻下做了支气管插管也得到证实（图 4C）。

这是我第一次认识了这个疾病。我继续通过看病历关注着她。

后经手术发现由于组织粘连严重无法切除，取出组织活检证实为类癌。

8 个月后，以全身骨痛再次就诊，骨扫描示全身骨转移。

几年后的一天，在医院过道有人叫我，是一位中年妇女。她说："文大夫，你还记得张某吧，我是她的姑妈，她已经去世了。"还说了一些感谢的话。

由于长期将纵隔类癌误为哮喘病，使她走上不归路。

反过来看这个病例，我们有两个主要的教训可资吸取。

第一，对不懂医的患者主诉中的所谓"哮喘"应做仔细的鉴别。哮喘病的一个重要特点是支气管的阻塞具可逆性，可自然或经治疗缓解。这是其他任何疾病所不具有的，仔细追问患者，她日夜均喘，疾病呈进行性加重，没有这个特点。此外，按哮喘病治疗无效，哮喘病的特点她都没有，不该有的（如吸气性呼吸困难）她却有。这一些都在提示我们：她不像哮喘病。

第二，临床医生大多是专科医生，对其他科的疾病不够熟悉。因此，必须仔细询问病史和认真检查，作出排除本专科疾病的判断，使患者能在医生指引下及时转到该去的科室。

只要患者不具有本病的特点，且有本病不该有的表现，就应该尽早反向思维。

治疗篇

本篇仅对过敏性疾病临床工作中常遇到的问题略加讨论。

一、重要的病因避免

IgE 介导的过敏性疾病确定病因后，最有效的治疗是避免过敏原和诱发因素，这是过敏性疾病特有的治疗方法，这方法犹如釜底抽薪，症状可很快消退。

医生必须首先告诉病人避免过敏原和其他病因的重要性。慢性过敏性疾病如果只关心用药而未关注避免过敏原如尘螨等，药物的效果也不会持久。

难以避免的过敏原，如属于风媒花的树或草花粉，它们无孔不入，可以飘散到高空和远处的田园和城镇。但在花粉飘散的高峰时节，距离该植物越近，空气中花粉的水平越高，诱发的症状也就越重。花粉症患者应远离该处，在花粉飘散季节暂到它处回避。

因此避免是去因治疗，难以避免的吸入过敏原，在用免疫治疗的同时，也应尽可能远离他们。

此外，食物和药物过敏的预防，目前只有避免，还应包括避免含有该成分的制品。

对阳光中的紫外线 B 敏感者，避免的效果也很好。

前面许多例子说明了避免的重要性，这里再介绍正反两方面的经验和教训。

例 27：孩子哮喘的原因探寻和避免的神效

这是 1 例 3 岁患儿，已经哮喘两年，每到冬季常发作，特别是每当他妈妈亲他或抱他时，哮喘就会立刻加重，离开其母就会很快好转，母亲很苦恼，埋怨自己成了孩子的“克星”。多种治疗无效，来到医院变态（过敏）反应科看病，皮内试验和血清检测，证实是对蚕丝过敏，原来其母入冬穿丝绵衣，脱掉丝绵衣后，患儿不再哮喘。

这样的例子很多，有的患者半夜哮喘大发作，一到客厅就好了，最后确诊是丝绵被所致。一位对尘螨过敏的患儿，半夜哮喘大发作，父母赶忙抱去看急诊，到医院一看，孩子已呼呼大睡，那是因为他离开了尘螨环境的缘故。

上面的例子告诉我们，尽可能避免过敏原，特别是避免吸入过敏原是十分重要的。

例 28：花粉症患者久治无效与未避免致敏花粉有关

2013 年 8 月 29 日，一位 70 岁老人前来就诊。

他说：“从 85 年开始，每到八九月就喷嚏、清涕不止、流泪、眼鼻痒、不咳、偶吼鸣。后来皮试和验血证实是对蒿草花粉过敏。曾皮下注射脱敏液两年多，不但无效，反有加重，用药也是这样，怎么办?”

“您是做什么工作的?”

我常在查找病因时询问职业，因我发现许多病因与职业有关。这位老人为什么药物和脱敏无效，甚至病情反而又有加重，我希望能在询问职业中找到线索。

一旁陪同前来的朋友说：“是搞研究工作的教授。”

我又问：“研究什么的?”

“宗教。”

“住哪里?”

“山上寺庙。”

我说：“山上蒿草类的野草最多，八九月是它们的花粉飘散的高峰时节，这时您在山上，可以说是在蒿草花粉的包围中，药物效果不好很可能与此有关，因为药物和脱敏治疗都只能防止对花粉轻度和中度的暴露诱发的过敏症状，不能防止由于大量暴露于花粉所引起的症状。治疗的最好方法是避免，建议这两个月到北京城里（有条件到南方）避一避”。

老人听我说后十分高兴，连声道谢而去。

接诊的医生一定不要忘了告诉他们避免过敏原的重要性。

二、严重过敏反应的认识和处理

（一）严重过敏反应的简介

严重过敏反应（anaphylaxis）是临床变态反应方面最紧急的事件。过去将免疫性（IgE 介导）和非免疫性（非 IgE 介导）分开，后者称为类严重过敏反应（anaphylactoid）。现二者统称为严重过敏反应。这是一组包括免疫和非免疫性、常常是突发的 、涉及多个靶器官的严重临床症状，是一个具有多种诱发物、发病机制不尽相同的临床综合征。

严重症状包括呼吸道的喉水肿和支气管痉挛引起的窒息；心血管系统的低血压休克等。

2013 年夏，陕西省多处大黄蜂肆虐，蜇死多人，其中多人为严重过敏所致。后来当地端掉了许多大黄蜂窝。由于严重过敏可发生在几分钟内，因此，急救必须分秒必争，首先教会群众如何初步自救特别重要。

（二）对严重过敏反应的尽早认识

患者在暴露于诱发物后，大多很快发病，可短至几分几秒。

常见和最早出现的是皮肤症状，如泛发性荨麻疹、皮肤潮红、瘙痒等，皮肤症状的出现对尽早认识该综合征很有帮助。

致命的严重症状主要发生在呼吸系统和心血管系统，前者如喉水肿和支气管痉挛所致的窒息；后者如发生的低血容量休克。这些症状的出现是需要急救的重点。

我们知道，脑占全身体重的 1%～2%，而所耗氧量却占了全身耗氧量的 20%，因此，脑对缺氧非常敏感。

（三）严重过敏反应的初期处理

1. 初期的处理 严重过敏反应一旦发生，应尽快移去过敏原，如蜂类的蜇刺，应尽快拔出；过敏原不明者，应尽快离开该环境，移至它处，再做进一步处理，决不能就地等待急救，这点与心脏病突发事件的急救不同。

有条件时尽快注射一针 1∶1000 肾上腺素；尽快吸氧。

生物活性胺类包括组胺、多巴胺等，特别是组胺，是症状发生快速而严重的罪魁祸首。因此，尽快服一片手头就有的抗组胺药（一般称为抗过敏药）十分重要。抗组胺药起作用在 15 分钟以上，由于手头就有，及时口服，为它的起效赢得了时间。

2. 主要表现为支气管痉挛的处理 哮喘发作时，应尽快经口吸入平喘药如沙丁胺醇，掌握正确的经口吸入方法很重要（后面将谈及）。经常哮喘发作的患者，应随身携带该类药，以备不时之需。

3. 主要表现为过敏性休克的处理 为了防止脑缺血缺氧，首先在整个急救过程包括运送途中，应采取头低足高位，以免脑部缺血导致缺氧造成严重后果；尽快大量饮水以补充血容量，如有条件，最好饮接近生理盐水（0.9%）的淡盐水。

这些初期的急救措施，虽简而易行，但对挽救生命非常重要。病人经初步的处理后立即送至就近的医疗单位做进一步处理。

（四）肾上腺素的应用

严重过敏患者应尽快注入 1∶1000 肾上腺素。这类药物虽然不是治本的药，却在必要时有起死回生的重要作用。因此，常犯病的患者，也应随身携带该药备用。

肾上腺素应用于严重过敏已逾百年，至今仍是变态反应科急、重症的首选药物。先说说它的作用和不良反应。

因为严重过敏存在支气管平滑肌痉挛、血管萎陷、渗出增加、血管性水肿等。而肾上腺素具有使小血管收缩，使萎陷的血管重新振作起来，减轻支气管和喉部黏膜水肿、解除支气管平滑肌痉挛等作用，而且起作用快速，可在 3~5 分钟起作用。这种过敏急救药为什么有些医疗单位，特别是急诊室不敢用呢？

再说说它的不良反应，由于它有收缩小血管的作用，高血压、心脏病、甲亢患者禁用。因此，肾上腺素虽有使萎陷的血管重新振作起来的作用，但应掌握好它的用量和禁忌证。本药一般成人用量为每次 0.3~0.4mg，小儿用量为每次 0.01mg/kg，最大量为 0.3mg。这样的剂量对正常心脏是安全的。

可能是因为急诊室平日接待最多的是高血压并发症、心脏病，而这些急症是不能用肾上腺素的，久而久之，成了习惯，偶尔来了一个严重过敏患者，就不敢用本药了。还有，我们宣传本药对严重过敏反应能起到“起死回生”的作用不够。

例 29：脱敏注射致全身反应，医生不敢用肾上腺素

一 14 岁男孩，诊断为蒿草花粉症，接受脱敏治疗。于 2011 年 2 月 4 日，其父突来电话称：孩子在注射 10^{-2} 浓度的 0.5ml 脱敏液后 15 分钟，全身痒，起了大片风团，嗓发紧，已吸了万托林，服了西替利嗪（一种抗过敏药），嗓子紧好转，但全身风团不退，怎么办？

患者在打了脱敏针后出现了全身反应。我说：

第一，快喝淡盐水。

第二，立刻去就近医院注射一针 1：1000 肾上腺素 0.33ml。

不久，其父又来电话，已到地区医院，医生不给注射肾上腺素，说这药对心脏不好。

这药对心脏病患者的心脏确实不好，应禁用；而无心脏病者，按规定注射的一般量是不会引起心脏问题的。

三、过敏性疾病用药的原则

（一）药物的选用

任何疾病的用药原则都是：用最少的有效药物，最小的有效剂量，目的是避免或减少药物引起的不良反应。如用两种药和用一种药同样有效，应用一种药，如两种剂量同样有效，应用较小的剂量。不必用的药用多了，引起的不良反应常以为又有了其他病，再加药，结果成了恶性循环。不可不慎。

例 30：她因对多种药物和食物“过敏”而休学

这是一位 21 岁的女大学生，于 2001 年 4 月 10 日前来就诊。她蓬头垢面，指甲缝也是黑的，面色苍白，满脸愁容，像是有很重的心事似的。

她的病史是：大约在3个月前，手上做了个小手术，术后不久用中药外敷，10分钟后，觉全身皮肤痒、眼鼻痒、恶心、呕吐、腹疼、呼吸困难，经急救治愈。但此后常感不适，经常头疼、心悸、恶心、眼鼻痒。一直未上学，思想负担极重。经当地医院多方检查，做了心电图、脑电图均正常。心率一直快，医生嘱忌食鸡肉、猪肉、蛋、姜、葱、蒜和海鲜。已2个多月未食这些食物，但仍犯如前。患者一直服两种抗过敏药，还另服保肝药。

我在检查中，心肺都未发现异常。皮试组胺（一种不会引起全身症状的阳性对照液）后，觉头晕、眼痒，为了解除她的思想顾虑，其父也做了相同的皮试，余下的皮肤试验是其父拽着她去完成的，结果食物组全部呈阴性，这次皮试过程中未出现头晕。

她又怀疑说："是不是药物抑制了皮肤的反应?"

我说："如果是因为服了药致皮肤受抑制使皮试呈阴性的话，那你刚才也不会出现头晕。"

她无言以对。后又做吸入过敏原的皮试又为阴性，这时思想顾虑基本解除。

我嘱她立刻停一切用药，因为药物都有两面性，都有不同程度的副作用，副作用反过来又加重了患者的思想负担，以为另外又有"病"了，又用药来治疗前一种药的副作用，结果形成了恶性循环，以为"病"越来越多。这种恶性循环必须打破，停药是打破该循环中的重要一环。她有点悟了。我又建议她开始逐渐进食一切检查不过敏的食物。我从思想上开导她，我让她知道：

"你目前没有什么大病，开始可能是药物过敏，但药物不会在体内存在这么久，早就从体内排除去了。而现在是自己给自己加的病。"

我给她开了舒乐安定，嘱晚上吃半片。可使她安静地睡个好觉，这药还有抗焦虑作用，适合她。

三日后复诊，称已停以前服的药，并已进多种食物，没有感到任何不舒适。但还有一点喉堵，胃不适，看她还有些紧张。

我说："不要紧，会好的。"

这几天她已稍事修整，这是个挺漂亮的姑娘啊，让"病"折腾成这样。我鼓励她，开导她，最后愉快而去。

任何药物都有两面性，特别是许多抗过敏药有心悸的副作用。服药出现了心跳加快，又反过来治疗心跳加快，结果药物越用越多，最后又用了保肝药。

病情更加复杂。因此，医生仔细分析病情，正确选用药物十分重要。

说到药物的滥用，我想到了瘦肉精，这里谈谈瘦肉精的来龙去脉。

瘦肉精学名克伦特罗（clenbuterol），就是大家熟悉的、以前临床常用来治疗哮喘的克喘素。它与美普清等同属一类，是强有力的支气管扩张药，不法商贩就是利用该类药心跳加快和震颤的不良反应，每天用它来喂猪，让猪不停地颤抖和心悸，使肥肉减少，瘦肉产出率提高。

查阅近年的专业书，作为治疗的克喘素已经不见了踪影，大概是它“昭著的恶名”影响了药厂的生产、销售和临床的使用。但瘦肉精却屡禁不止，现在又用到牛身上去了。

希望在政府的严格干预下，使瘦肉精从我们的生活中绝迹。

（二）哮喘病应用的两类主要药

哮喘病的治疗主要有两类药：扩张支气管的平喘药和皮质激素。支气管平滑肌发生了痉挛，用扩张支气管的药就行了，为什么要吸入皮质激素？让我们作一简要的历史回顾。

几十年前人们以为哮喘病只是因支气管平滑肌发生了痉挛，只用平喘的药如氨茶碱就可以了。随着科学技术的发展，人们知道哮喘病不只有支气管痉挛，支气管黏膜还存在过敏性炎症（allergic inflammation，AI），这种炎症与以中性粒细胞浸润为主感染性炎症不同，是以嗜酸性粒细胞浸润为主，过敏性炎症的存在，是临床应用抗炎剂如皮质激素、色甘酸钠等的主要依据。

众所周知，皮质激素是双刃剑，它既有许多优点，也有许多不足，如何发挥其优点，减少其副作用，经口吸入法治疗哮喘病具有这样的优势。

（三）治疗哮喘病药物进入途径的选择

药物进入途径既要考虑到它的有效性，还应考虑到它的安全性。

从安全角度出发，局部用药较全身用药安全，全身用药中口服较注射安全，各种注射中又以皮下和肌内注射较静脉用药安全。

四、呼吸道过敏性疾病首选局部用药

（一）局部用药的优点

近30年来，多采用局部用药。因为：①同样效果局部用总量要比口服小得多；②局部药物浓度大，效果好；③全身吸收少，从而全身性不良反应小。此外，吸入平喘药可在几分钟起作用，要比口服快许多，对急救十分有利。

变态反应科常用的呼吸道局部用药有：哮喘病的经口吸入，过敏性鼻炎的鼻部喷雾。这里重点介绍经口吸入法。

（二）指导患者正确操作的重要性

Frew 等曾作过一次统计，他们对101位医生（52位开业，49位在医院工作），59位已受训的病房护士、18位药剂师做过观察发现，只有28%的医生、22%的护士、17%的药剂师能正确使用气雾剂（压力性定量经口吸入剂）。而这些医务工作者全都需要指导患者正确使用气雾剂。

我们也曾对患者进行过调查，调查对象为100例病情在中度以下的初诊哮喘病患者，包括曾经在外用过吸入剂者，经讲解示范一次后，对患者的操作进行观察，结果门诊的初诊成人患者中能正确使用吸入剂（包括支气管扩张剂或抗炎剂）者，只有1/100，复诊时再次检查也只有21/100的患者能正确应用。观察说明对初诊患者指导吸入方法十分必要，且应在以后随诊中再次检查其操作方法。

鉴于此，作者于《中华结核和呼吸疾病》（1994：17（12）：244），发表题为“指导患者正确使用气雾剂的重要性”的文章，以期引起医生对教会患者正确掌握吸入方法的重视。

（三）治疗哮喘病药液的经口喷雾吸入法

药液经口喷雾吸入法因患者的情况不同而分为压力定量喷雾吸入法和雾化吸入法两种。

1. 压力定量经口喷雾吸入法　曾是应用最广泛的急性止喘的方法。正确的使用方法见表 2。无力和不会配合呼吸的婴幼儿或病重者可在喷雾器前加一个贮雾罐，喷雾器喷出的药液能在贮雾罐中停留 3~5 秒，待婴幼儿或病重患者自然呼吸吸入。

此外，同样的药物应用不同的喷雾器，效果也不全相同，与其制作的工艺有关，如喷出的药液微粒径<5μm，可吸入到较深的肺部。如微粒较大，则易于沉积于上呼吸道，效果较差。反之，如微粒径<0. 5μm，这样小的颗粒因呈布朗运动不易沉积下来，易于呼出，效果也不好。

表 2 压力定量喷雾吸入器的正确使用

1. 上下摇动吸入器 2~3 秒
2. 按字的方向直立吸入器
3. 去口器前端的盖
4. 用中指和拇指握住吸入器的上下端并对准咽部
5. 以牙咬住吸入器的口器端，并用唇包住口器端 *
6. 自然呼气
7. 与挤压吸入器的同时深吸气
8. 屏气，如可能应长达 4，5 秒 * *
9. 自然呼气
10. 如需两喷，2 分钟后重复一次

* 含口器端再呼气，使吸入气雾在呼和吸气时少一些环节； * * 喘息愈重屏气应愈短，甚至不屏气

这种喷雾吸入法使用较复杂，极易出错，如吸入药效果不好，应首先考虑吸入方法不正确，而不是药物本身无效。吸入方法不正确，不止效果不好，还会派生出其他问题。

下面介绍的几个病例，说明医护人员教会每例患者正确使用吸入剂是非常必要的。

例 31：患者问："我吸药后为什么头疼?"

2006 年 11 月 16 日的早上，门诊还未开诊，一位前天看过的病人急匆匆地跑进来说：

“大夫，你开的药能止喘，但为什么吸药后头疼?”

我问：“药带来了吗?"

他说：“没有”。

我让他比划给我看。

他边说边比划“就这样，就这样同时喷药、吸药，再屏气10秒。”

问题出来了，我说：“你屏气太长，最多5秒就可以了。”

“为什么？说明书上让屏气10秒的呀!”

他想了解得多一些，还未开诊，我就讲了起来。

首先，我们要明白为什么吸药后要屏气。以沙丁胺醇来说。药液微粒的直径<5μm时，药液可吸入到较深的肺部，但易被呼出，特别药液微粒<0.5μm则因布朗运动又晃晃悠悠地跑了出来，因此吸药后要屏一会气，但屏气时药液刚吸入，尚未起作用，屏气时间稍长，就会加重缺氧甚至引起头疼。对粉剂的吸入，屏气时间也同样不能太长。

以后他照着我教的方法吸药，未再出现过头疼。

我还告诉他，喘越重屏气应愈短，甚至不屏气，我也这样告诉其他吸药的病人。

例32：农妇吸药方法错误，反加重了病

这位47岁的农妇以哮喘5~6年来我科就诊。她每年7、8月犯，用药效果不好，还头疼她情绪也不好。

我看了她原来用的两种吸入剂——皮质激素喷雾剂（辅舒酮）和沙丁胺醇，前者是治疗哮喘病的抗炎剂，但不能止喘，后者能很快止喘，但不抗炎，看来当地医生开的药是对的。

为什么不见效，有时反而加重呢!

我让她吸一次沙丁胺醇给我看。

她将药喷进口里，再慢慢吸入，然后屏气10秒。

我说：“全错了，这样吸药有两个错误。”

第一，喷药和吸药两个动作未同时进行，先喷药，未吸，药大多喷到口腔黏膜上了，再吸药，这时悬浮在口腔中的雾化药液已所剩无几，进入支气管的药液也就很少。此外，沙丁胺醇雾化吸入方法正确的话，药物到了支气管，病人的前胸会有感觉，而她却从来没有过这种感觉，也说明药未被吸入。

第二，患者因喘而吸止喘药，药物基本未吸入，却屏气10秒，自然会加重哮喘和缺氧，如吸药方法正确，屏气 10 秒对她来说也长了些。

为什么要吸止喘药？因为支气管发生了痉挛，空气难吸进去，体内会缺氧，得尽快扩张支气管。

再说为什么吸药后要屏气？原意是使吸入的药液微粒不会马上被呼出，但正在喘的患者，10 秒长了些，5 秒够了，一般喘越重、屏气的时间应越短，甚至不屏气。因为在屏气时，药物尚未起作用，屏气稍久会加重缺氧，脑对缺氧最敏感，易引起头疼，甚至晕厥。

我边纠正她吸药的方法，边告诉她为什么要这样吸。几分钟后，她说喘好多了，前胸也有了感觉，头也不疼。再听听双肺，喘鸣也消失了。

她高兴地说："全好了！"

后来，我又发现她将两种吸入药用反了，需要长期吸入的皮质激素喷雾剂，她偶尔才用，需要时再用的扩张支气管的沙丁胺醇，她又定时多次吸入，再加上吸药方法不对，结果是，吸药次数越频，缺氧越重，头也越疼，药物反而成了杀手。

最后，她高高兴兴回去了。

例 33：他频咳不止的原因

2009 年 9 月 23 日，一位 60 岁的老病人从老家打来长途电话，他对蒿草花粉过敏。电话中说，前几日到外地出差，那里蒿草特别多，咳嗽不止，他问怎么办？我听他在说话时也频频轻咳。

9 月下旬，空气中蒿草花粉的飘散量已开始下降，对蒿草花粉过敏者，症状也应该有所减轻，为什么他反而加重？我让他尽快来京。

就诊时我见他不停地干咳，痛苦不堪，但仔细听肺部，也未闻喘鸣。

以简易峰流速仪测得呼气气流量峰值（peak expiratory flow，PEF）为 460L/min，以他的年龄，身高 180cm，正常应为 458~479L/min。看来肺功能是正常的，现在他没有喘，是不是咳嗽变异性哮喘（CVA）？血常规检查也正常。是什么原因使他频咳不止？先让他吸一次沙丁胺醇看看。

这一吸让我发现了问题，他吸药后竟屏气 15~20 秒。

我说："错了！错了！吸药后屏气如此长时间，不就越吸越缺氧了。"

他说："我以为屏气越久越有效呢！难怪我吸药后常头晕、舌麻，原来都是屏气太长引起缺氧的结果。"

两日后去电话询问，病情已经好多了，未再吸沙丁胺醇，仅偶咳。我也就放心了。

初吸药后，少数病人将药液喷到上呼吸道黏膜上，喉部黏膜受刺激后可出现咳嗽。但该病人已吸药多年，一般能正确掌握吸药方法，在我门诊吸药观察也是对的，只是屏气时间长了些，致体内缺氧，所以他头疼、舌麻。但为什么频频轻咳不止，我至今未找到合理的解释。

2. 药液的雾化经口吸入法 这种经口吸入法最简单，可用于不会配合吸药的年幼患儿以及病情较重的患者，但在药量的掌握上要谨慎。此外，常用于小儿雾化吸入皮质激素，但要注意清洁药液途经的皮肤。一天，我为一3岁的哮喘病小儿看病，她长期雾化吸入皮质激素。看完病后，其母问，为什么她唇上皮肤发黑？这不就是雾化吸药后，皮质激素途经的上唇皮肤，未经清洁处理而引起的吗？

医生应主动告诉病人吸药的一些注意事项。还有，这类药含氟利昂，国际会议要求尽量减少其应用。因此，这类药在临床的应用已大大减少。

（四）治疗哮喘病粉剂药物经口吸入法

所用工具为干粉吸入器（dry powder inhaler，DPI），有旋转式吸纳器（rotahaler）、碟式吸纳器（diskhaler）和都保（tuburhaler）吸纳器三种。干粉吸入器的使用较简便，只要有一定吸气能力就行。可用于年龄较小、不会协调两种动作（即喷药和吸气）的患者；但病情较重，或年龄太小和年长的患者，由于吸气流速不足，效果较差。我们曾教会1例1岁8个月幼儿应用旋转式吸纳器吸入色甘酸钠，使病情迅速得到最佳控制，这是当时能吸入干粉剂的最小年龄。碟式吸纳器舒利迭含沙美特罗（一种长效β_2受体激动剂）和氟替卡松。涡流式都保吸纳器如含布地奈德的普米克都保，含布地奈德和福莫特罗（另一种长效β_2受体激动剂）的信必可。它们都是当前哮喘病的常用药物。

（五）鼻用药的正确操作法

如用点药法，头稍后仰并偏向点药一侧，点药后维持这种姿势数秒钟，使药充分分布于鼻黏膜表面。如果只是将头后仰点药，药液会一直流向咽后壁，而鼻黏膜反而没有或很少接触到药液，效果不好。如为喷药也应采用这种姿势。还有要注意的一点是，不要将药喷向鼻中隔，因有个别报道，长期喷向鼻中隔，会引起中隔穿孔。不过这是十分罕见的不良反应。

五、过敏原免疫治疗的改进

（一）过敏原免疫治疗简介

难以避免的吸入过敏原所致呼吸道过敏性疾病，可以该吸入过敏原进行免疫（脱敏）治疗，这是变态反应科特有的对因治疗方法。始于 1911 年的免疫治疗源于经验，后来发现有效病例在体内会产生一些免疫学变化，进而机体产生免疫耐受。原称为脱敏治疗改为过敏原免疫治疗（allergen immunotherapy）。北京协和医院变态反应科 1956 年在国内率先开展了这项治疗，治愈了不少患者，积累了丰富的经验，发表了一些文章。为在国内开展这项治疗作出了贡献。1997 年世界卫生组织（WHO）的指导性文章（position paper）肯定了它的疗效。

我科用的是皮下免疫治疗（subcutaneous immunotyerapy，SCIT），治疗分两个阶段，递增量阶段（build-up phase，B-P）和维持阶段（maintenance phase，M-P）。前一阶段浓度逐渐从低到高递增，每个浓度从少到多逐渐增加剂量，以确保安全。过敏原免疫治疗具激发性质，应随时警惕不良反应的发生，SCIT 效果好，但全身反应的发生率也略高于其他途径的免疫治疗，更要严密观察。

（二）注射应尽可能在医疗单位进行

由于免疫治疗具有激发性质，整个过程，特别在高浓度期间，容易发生全身反应。因此，注射应尽可能在医疗单位进行，并留观 30 分钟注射后有医务人员观察，一旦出现反应，可得到及时的救治。

例 34：患儿母亲打错了剂量

这是一位 12 岁的男孩，诊断蒿草花粉症，于 2006 年 9 月 28 日开始免疫治疗。

2007 年 2 月 12 日夜 10 点半后，突然电话铃响了，是这位病儿的母亲打来的。

她问：“刚才注射 2 号（即抗原原液的 1/100 即 10^{-2}浓度）0.8ml，孩子出现了过敏性鼻炎的症状，怎么办？”

我说：“先让他服一片抗过敏药，以后将注射量减为 2 号的 0.7ml 或 0.6ml。”

她又说：“上次注射的是 3 号（即 10^{-3}）0.8ml。”

这一句话，把我吓了一大跳，她竟在最高浓度的最大剂量期间，皮下注入了较上次大了十倍的剂量，蒿草花粉还是我国北方最强的致敏花粉呢！我的睡意顿时全无。

接着她又说：“哎呀！身上起荨麻疹了，…又呼吸困难了。”

“赶快去最近的诊所或医院急救，尽快打一针肾上腺素。”孩子已服了一片抗过敏药。

当我知道孩子的母亲自作主张注射了较上次大十倍的剂量后，问：

“为什么不按说明书慢慢增加剂量注射？”

她竟回答说：“你没有给我说明书，是你让我这样注射的，他们都听见你这样说的。”指上一次同来的几位年轻人。

注射的说明书是和注射的脱敏液同时配发的！而我也不可能让她加大十倍注射。

我说：“再找找说明书。”

孩子的父亲说：“包里却实没有说明书。”

但这时不是理论问题的时候，我说：

“不管，现在先到最近的诊所或医院急救要紧。”

……

到诊所后，医生来电话问，肾上腺素如何用。我告诉了他，后来又静脉滴注了皮质激素，病情稳定了。我的一颗心才放下，这时已近午夜 12 点。

再回头说说患儿母亲打错针的事。

由于免疫治疗具激发性质，只能循序渐进，慢慢递增量，使病人逐渐产生耐受，否则，易产生严重的全身反应。因此，免疫治疗自开始之日起，就将注射药液和注射说明书，由配药室以捆绑形式同时发给病人，这是制度。再则，在这之前，她不是一直在按说明书注射吗！

她这样说，可能是感到问题的严重，不敢承担责任的一种推脱之词。

人与人之间应多一些宽容。

后来，那几位小伙子又多次来代取脱敏液，我都为他们加了号，也批评过他们。患儿的脱敏注射，再从2号0.1ml开始，以后再依次递增直至2号0.8ml（即上次发生反应的浓度和剂量），未再出现反应。

后来，孩子的父亲来要求加号，为患儿取药。

我再未提起这件事，事实会说明一切的。

终于真相大白，他们了解到：我只管开处方，不管发药和给说明书后，非常感激我。后来又有问题来问我，我仍然一一作了回答。

是孩子的母亲注射错了，结果引起了严重反应。

不久，又有患儿因几次注射后出现全身反应前来复诊，原来是其父误读了注射说明书，从3号0.8骤增至2号0.5，剂量一下加大了6倍多，是在高浓度期间注射错了剂量引起的全身反应。

上述病例的教训是，免疫注射应尽可能在医疗单位按治疗说明书注射。

（三）几点改进

源于经验的免疫治疗，在兼顾安全性和有效性的情况下，尚有改进的空间。我们开展了如下几项工作。

1. 为小儿减少了每瓶注射次数 从80年代中期开始，为了减少小儿的注射次数，在常规的递增量阶段，将每瓶注射次数从10次减为6次，以ml计，依次为0.1、0.15、0.25、0.4、0.6、0.8。增幅在33%和67%之间，是安全的。后来科室扩展至成人，改称改良法。以每周2次计，每瓶可从5周减为3周，适用于一般吸入过敏原和较低浓度的强吸入过敏原。

2. 不再注射递增量阶段最高浓度的高剂量 经过长期观察发现，2号0.6~1.0ml是全身反应的高发区，作者建议一般不再注射该剂量，直接从常规的2号0.5ml转为维持治疗阶段，这样减少了发生全身反应的概率，这种方法安全，也不影响治疗的效果。

此外，作者在2002年编著的《呼吸系统变态反应疾病诊断治疗学》中提到：维持剂量的选择原则是“患者的最大耐受量，就是患者的维持量”（图5）。

关于提高脱敏液起始浓度的探索将在探索篇中讨论。

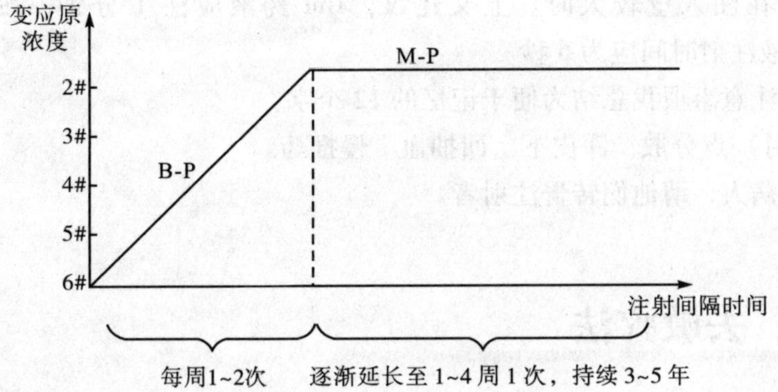

图5　递增量阶段（B-P）和维持治疗阶段（M-P）

（摘自作者编著《呼吸系统变态反应疾病诊断治疗学》P108；2002）

6#，5#，…2#，分别代表原液的10^{-6}，10^{-5}，…10^{-2}的浓度

（四）告诉病人注射的注意事项

皮下注射选在上臂外侧，目的是一旦出现全身反应可及时束扎注射处的近端，以减少过敏原的进一步吸收。

本法疗程较长，注射次数可高达数百次之多，再加上注射的是患者敏感的过敏原，稍一不慎，容易引起局部和全身性反应，因此，按正规方法操作十分重要。

有病人反映，在某医疗单位脱敏注射后，注射部位和全身出现了荨麻疹，奇痒。这之前注射同量和以后递增量均未出现反应。患者疑注射的操作不当所致，如注入血管、注射速度过快、注射部位过于集中、深度较浅等。根据2006年发表于《Allergy》增刊的“Standards for Practical Allergen-Specific Immunotherapy（过敏原特异性免疫治疗的临床实践标准）”，作者提出几点主要注意事项如下。

首先，多次注射不要集中于一个小范围，注射点要分散，以免局部注入量积累较多，诱发反应。

由于注射量很少，操作者易忽略回抽血这一步，在高浓度期间，这一步特别重要。如误注入了血管，应拔出换一个部位重注。

应以缓慢的速度注入，这样药液不致于短时间集中于一个小范围内诱发反应，特别在注入量较大时。上文建议，1ml 药液应注 1 分钟，按此速度，0.1ml 药液注射时间应为 6 秒。

上述注意事项我总结为便于记忆的 12 个字：

（注射）点分散　深皮下　回抽血　慢推药。

告诉病人，请他们转告注射者。

六、去敏疗法

去敏疗法与过敏原免疫治疗，有同有异。相同处是二者均为具有激发性质的治疗，需要逐渐从小量至大量递增；不同处是免疫治疗的有效病例体内会发生免疫学变化，而去敏疗法体内不会发生这种变化，难以避免的寒冷和日光等无法脱敏，只能用以毒攻毒的去敏法来治疗，不过在去敏见效后，不要中断治疗。寒冷的去敏已在例 4 中谈及，这里介绍一例日光性荨麻疹的日光去敏疗法。

例 35：日光性荨麻疹的去敏治疗

患儿只有 3 岁零 10 个月，在父母的陪同下，于 2001 年 9 月 3 日从河南来我科就诊。病史是：2 个月以来，每遇日晒 3~5 分钟，最长 1 个小时，暴露处起痒疹，约 1 小时才消退。

我问："过去对什么过敏？"

她父亲说："曾在臀部打针，日晒后局部起红斑，但那次并未直接暴露于阳光。她还有一个奇怪的症状，在室内玻璃窗下睡的时间久一些，也起了许多像蚊子叮的包一样的皮疹，现在即使阳光不强也会出现皮疹。"

经检查，全身未发现皮疹。

"今年 5~6 月份，经常外出也没有出现反应呀！"其父又说：

上午 10 时左右，我让其外出暴露于阳光激发。孩子外出几分钟后皮肤开始发痒、起疹，1 个小时后返回，全身暴露处起大片风团和红晕。再观察半小时全部消退。

那天阳光不强，人站在外面无身影，后来经北京气象局方文举高级工程师提供当日上午 10 时的气象资料如下：气温为 25.2℃，日照 0.4，相对湿度为

13%，紫外线照射弱。

取血查总 IgE 为 106 KU/L（正常<60KU/L）。

我告诉她的父母："孩子患的是日光性荨麻疹。"

"这是怎么一回事？她在室内玻璃窗下也起？"

我看她的家人很焦急，就告诉他们有关紫外线过敏的一些常识。

"日光里最容易引起过敏的主要是紫外线，紫外线分 A、B、C 三种。紫外线 C 到不了地球，因为达到地球表面前就被含有臭氧的云层吸收了。如哪一天天空黑洞扩大，它就能到达地球表面，引起人们患癌症，所以现在国际上想多种办法，使黑洞不因人为因素扩大。紫外线 A 和 B 能到达地球表面，紫外线 A 还能穿透 3mm 厚的普通玻璃直达皮肤的真皮层，引起过敏。而紫外线 B 不能穿透玻璃，因此，对之过敏者玻璃起到隔离保护作用，在室内、汽车里，甚至在树荫下，都可不发病。大多数过敏者都是对紫外线 B 敏感，因此可以预防，效果好。而少数对紫外线 A 过敏者就不那么幸运。

你们的孩子在玻璃窗内累累发病，说明她是紫外线 A 引起的荨麻疹。这病十分少见，女略多于男，可发生于任何年龄，但以 20~40 岁多见，你们的孩子才 3 岁多，更是十分罕见了"。

"这病是怎么得的？"

"发病原因至今不明。"

"她患的是不是卟啉症？"看来他们已看过一些有关书籍。

"现在看来不是，因为孩子在离开日光后，风团很快消退，卟啉症引起的皮疹形态多种多样，大多数情况不会很快消退。"

"这病怎么治疗和预防？"孩子的父母十分忧虑和焦急。

"不用着急，有办法。治疗的办法主要是避免强烈的日晒，而预防正好相反，反复暴露于不太强的阳光下，却常有一定的预防作用，但必须坚持。每天或至少隔 2~3 天在阳光下待一会，开始阳光不宜太强，时间也不要太久。总之，暴露于阳光一定要循序渐进，这就是光去敏的方法，可以试用。"

2002 年 8 月 4 日去电话询问情况，是小雨的母亲接的，她告诉我：

"我们按照你说的方法每天都带她外出一会，从冬天开始至今未断过。小雨这一夏季好多了，天气这么热，阳光这样强，她现在基本不犯了。以前哪怕是不太强的阳光，照射 3~5 分钟就起皮疹，现在能在外待 1 小时也没有任何问题，如果更长一些达 2 个小时，她的四肢会起一点，但未见她抓，估计也不太痒。前几天她参加室外画画比赛，一直在广场待了 2 个小时，刚起几个皮疹，天空突然布满了乌云，她的皮疹一下全退了。这次比赛她还得了二等奖呢！她说要争取得一等奖，到北京去看文奶奶。昨天我带着她骑摩托车回娘家，路上骑了1个小时，她一直未起。……原来我们为她愁得不得了，心想可能她这一辈子都不能见太阳了，怎么活呀！现在终于解决了。”

这消息也让我十分高兴，阳光去敏见效了。

七、非药物治疗

不是所有病都需要药物治疗，以下情况不需用药或药物不是主要的。

（一）能避免的过敏原

有些过敏原如宠物是完全可以避免的，其效果远优于药物。见“治疗篇过敏原的避免”一节，这里从略。

（二）心理障碍

例36：她需要的是心理支撑

一位47岁的妇女，于2009年12月15日就诊。病史：4天前因颈部淋巴增生造影，注射碘造影剂后，起荨麻疹，全身疼，已3天未合眼，服过阿司咪唑（息斯敏），全身更疼，改服白加黑后稍好。有多种药物迟发过敏史，原先曾患过敏性鼻炎，已治愈。

我看她十分紧张，她担心对碘造影剂过敏或中毒，特来就诊。检查：全身未见皮疹，四肢活动正常，心肺也未闻异常。多方考虑，未做皮肤试验，也未取血化验。应尽快解除她心理上的问题，我仅作了如下处理：

第一，睡前继服白加黑。

第二，多喝水，绿豆汤更好。

第三，互留了电话。

第二天下午去电话，她说：“昨晚服了一片白加黑，睡得好些，下半身已不痛，上身还有一点痛。我现在正煮绿豆汤呢！”

我很高兴，她的精神状态已经开始松弛，病已开始好转。

第三天去电话，她说："昨晚未服药，睡得好，全身都不痛了。"

她还问："以后碘还会在身体里起作用吗？"

我告诉她："不会，碘造影剂已排出体外了。"

最后她高高兴兴地回了家。

分析：关于诊断，从就诊时的症状和体征看，既不像严重过敏反应，也不像急性中毒。我边处理边严密观察。这三项处理，主要是在精神上给予支撑。首先，她对白加黑无反应，在她如此紧张的情况下，又有一个对多种药物迟发过敏的病史，不管真假，都不宜另换它药；其次，让她多喝水，多喝绿豆汤有好处，特别是民间认为可以解毒；最后一项也是最重要的一项，在她极度恐惧而又感到无助的情况下，互留了电话，并告诉她可随时找我，这是在她最需要的时候，给予勇气、力量和支撑，最后她终于战胜了疾病。

在治疗任何疾病上，精神上的支撑永远十分重要。

（三）不需用药疾病的处理

不是所有的疾病只有用药才能好，难以避免的物理因素如寒冷、紫外线引起的症状，可以用去敏疗法预防，如例 35 就是一个例证。

例 37：压力性荨麻疹的解释

2003 年 9 月 18 日，一位中年男士从东北前来就诊。

他说："几年来身体多处受压后 4 小时左右，局部红肿。"

他脱下了鞋袜给我看他的足心。

并说："这就是昨天足疗 4 小时后红肿的，现在还痛。"

看到他足心处有一 4cm×2cm 的红肿块。

为这个病他到处就医，服了许多药均无效。我将书中的有关章节给他看。

书中说："本病很少见，皮肤受压处立即或 4 小时后起红肿块，持续 24~48 小时 …。"

关于治疗，书中这样写道，"抗组胺药通常无效，严重者可用低剂量皮质激素…。"

他说："原来这病无药可治，我跑了一大圈呢！"

我说："别跑了，治疗无用，如出现症状，一般情况下可临时用温水泡足等理疗法减轻不适感。"

他还问："奇怪，我怎么划皮肤也不起。这病会一辈子吗？"

我说："这病经常侵犯的部位是手足心、腰带处和其他系带受压处。有的病人反映，坐马桶久了臀部会出现一圈风团。虽然皮肤直接受压可引起风团，但这些病人并没有皮肤划痕症，与皮肤划痕症是两回事，皮肤划痕症阴性还是本病的特点呢！这病也不会一辈子存在。"

"既然如此，我就不必东奔西跑，到处求医了。"

"对。"

探 索 篇

临床医生（包括变态反应科医生）的研究，主要是针对临床遇到的一些疾病的诊治问题。有时需要本科的同事的齐心协力、其他科室同事的大力相助与协作、患者的配合和国内外文献的启发等多方努力才行。患者的问题解决了，医生也会从中学习到不少新的知识，医患双方得益。这就是从临床来，再回到临床去。

大问题解决了是科研，小问题解决了是经验。我和许多医生一样，因我们的努力、疑难病症得以确诊、重症病人获得康复而兴奋不已。那废寝忘食、夜以继日的辛劳，早已忘得干干净净。

但探索的路不是平坦的。

以下介绍的主要是我们在临床遇到问题时经历的曲折过程，并谈谈自己的点滴体会。

一、变应性支气管肺曲菌病的发现

认识这个病有一个过程，我查阅了过去的登记本。回忆起 30 年前的往事，……。

（一）疑团的产生

上世纪 80 年代初期，在门诊有少数哮喘病患者，虽然具有哮喘病的所有特点，但他们的外周血嗜酸性粒细胞明显增多。

1982 年 5 月 21 日，在登记本上记着一位患者的诊断：“哮喘，嗜酸性粒细胞增多”，我给他换了大病历，记下了地址。这是我第一次接诊这类患者（图 6A）。

1982 年 8 月 24 日又来了一位患者，不但嗜酸性粒细胞增多，总 IgE 也升高（图 6B），我特地留下了北京某医院的证明条，上面记着患者有咳嗽、嗜酸性粒细胞增多、胸部 X 片有左下肺炎。

1982 年 11 月 15 日，又有一例患者被诊断为嗜酸性粒细胞增多症，支气管哮喘（图 6C）。同样，我为这两位患者也换了大病历。

这是个什么病，心中产生了疑问。我希望有一天能为他们、也为我解疑。

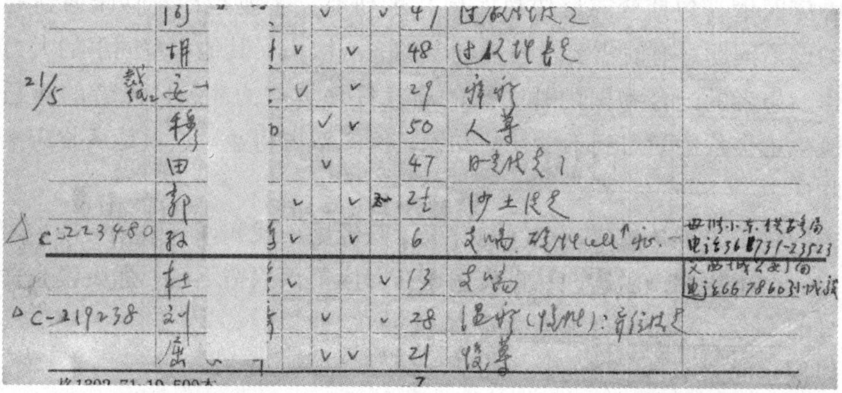

A

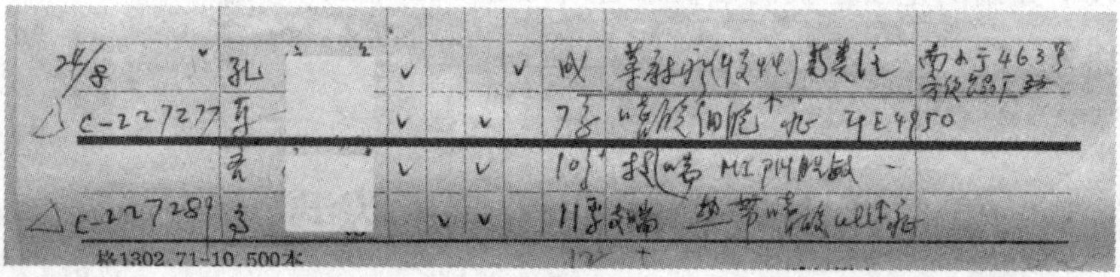

B

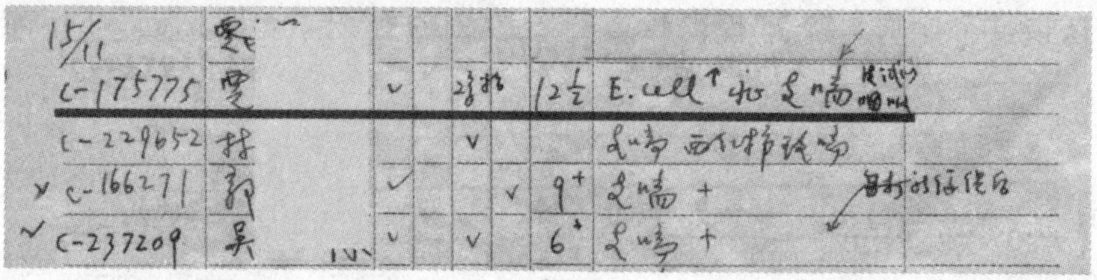

C

图 6　1982 年 5 月 21 日（A）、8 月 24 日（B）、11 月 15 日（C）先后诊断的嗜酸性粒细胞增多症和哮喘（摘自当年登记本）

（二）从书本中找到答案

估计在1982年12月的一天，我看到一本1979年出版的书《cellular，molecular and clinical aspects of allergic disorders》（过敏性疾病的细胞学、分子学和临床方面），找到了嗜酸性粒细胞肺炎一节，从其中伴哮喘一段，看到了一个名“变应性支气管肺曲菌病（allergic bronchopulmonary aspergillosis，ABA）”的过敏病，当时英文缩写为ABA（图7），后来才统一称为ABPA。

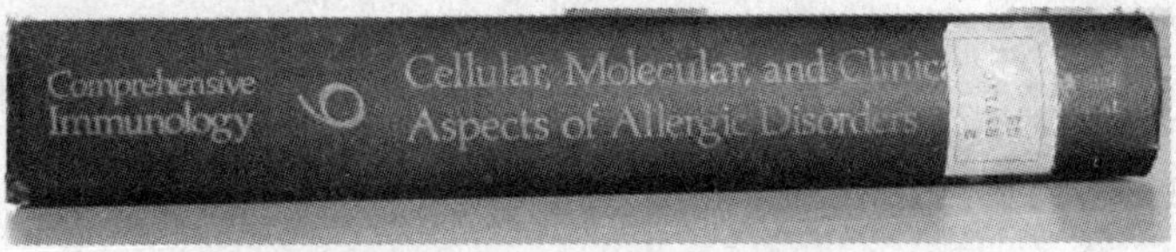

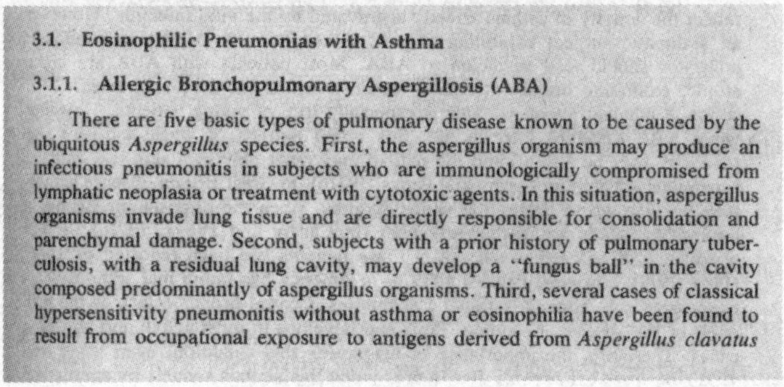

3.1. Eosinophilic Pneumonias with Asthma

3.1.1. Allergic Bronchopulmonary Aspergillosis (ABA)

There are five basic types of pulmonary disease known to be caused by the ubiquitous *Aspergillus* species. First, the aspergillus organism may produce an infectious pneumonitis in subjects who are immunologically compromised from lymphatic neoplasia or treatment with cytotoxic agents. In this situation, aspergillus organisms invade lung tissue and are directly responsible for consolidation and parenchymal damage. Second, subjects with a prior history of pulmonary tuberculosis, with a residual lung cavity, may develop a "fungus ball" in the cavity composed predominantly of aspergillus organisms. Third, several cases of classical hypersensitivity pneumonitis without asthma or eosinophilia have been found to result from occupational exposure to antigens derived from *Aspergillus clavatus*

图7　一本解疑的书

书中记着1977年Rosenberg等制定的诊断标准，在众多诊断标准中，该标准是当时最简明、具有里程碑意义的一种。

其主要诊断标准有7条，包括：

（1）哮喘。

（2）外周血嗜酸性粒细胞增多。

（3）皮试曲菌呈速发阳性反应。

（4）肺部出现过暂时性浸润。

（5）血清T-IgE水平升高。

（6）血清存在抗曲菌的沉淀抗体。

（7）胸部X线片存在中心性支气管扩张（central bronchiectasis，CB）。

书中还说，具有6条，很可能（very probable）是本病，如存在中心性支气管扩张（CB），诊断就可确定了。当时我院和我科的实验条件和放射检查，能满足其中6条标准，只差一条了，这让我喜出望外，我和同事们在临床观察着。

1983年1月5日拟诊了第一个病例，1月11日临床确诊的第一例（图8），后经血清检测证实，从此开始了实验的探索。

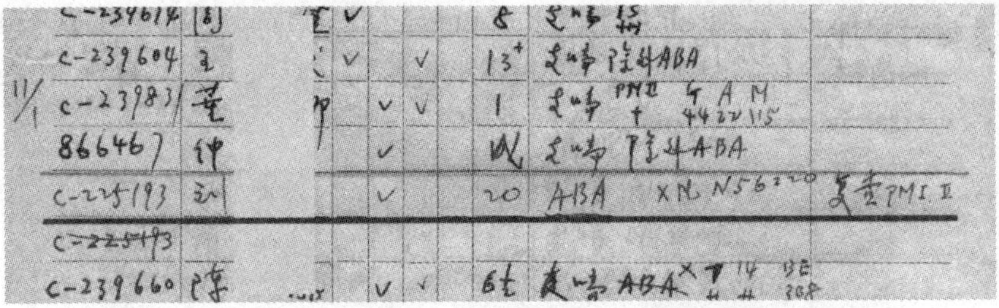
C-239604 王 ✓ ✓ 13+ 支哮 除外ABA
11/1 C-239831 董 ✓ ✓ 1
866467 仲 ✓ 支哮 除外ABA
C-225193 刘 ✓ 20 ABA
C-225193
C-239660 陈 ✓ 支哮 ABA

图8 首例临床拟诊的ABA（摘自当年登记本）

（三）临床和实验的探索

年轻的技术员王宇的本职工作是做皮肤试验，他工作敏捷利落，得心应手，但对这项新的工作——血清检验一无所知，在没有任何经费，没有专职时间，也没有任何报酬的情况下，以对工作的热情，对病人的关爱，主动承担起了这一任务，在完成本职工作后，开始了新的试验。

如果血清中存在某种真菌抗体，与相对应的真菌抗原相遇就会产生沉淀线，这实验就算成功了。可是二者需要一个符合条件的适比区，适比区要求血清必须浓缩5倍才能提高检出率。小王自己学着制作浓缩晶体，这小小的一颗晶体一放进血清中，看着晶体膨胀，血清被浓缩，实验的第一步迈出去了。

1983年12月，终于作出了第一条沉淀线，虽然它只是一个雏形（图9），仍使我们兴奋不已，这可喜的一步终于迈出去了，随着以后的不断改进，丑小鸭终于变成了白天鹅，作出的沉淀线越来越标准（图10），我们的欢喜自不待言，能完全满足7条ABA的诊断标准了。这无报酬的工作一直继续到小王和于彦大夫离开。

在临床，年轻的于彦大夫大力帮助我，她协助我观察病人，登记病历表，忙个不停，这表我一直珍藏着。

都说万事起头难，这其中的艰辛真是一言难尽，工作在地下室，那儿不通风，不到两天，实验的琼脂玻片的边上就长了霉，那是真菌菌落（图11）。

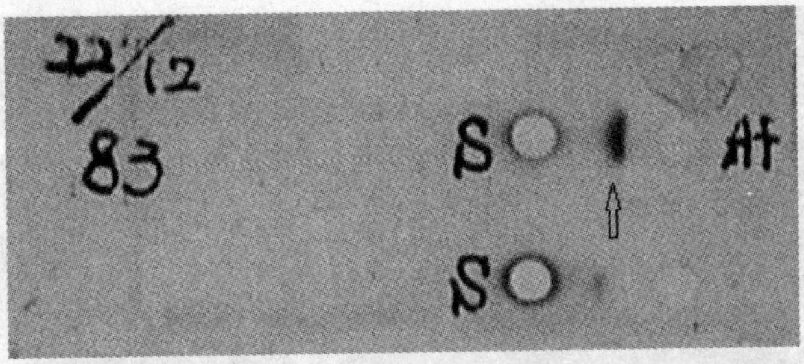

图 9 首次在琼脂凝胶玻片上以双扩散法检测出沉淀线（箭头）图

S 代表患者血清、Af（烟曲菌）代表抗原

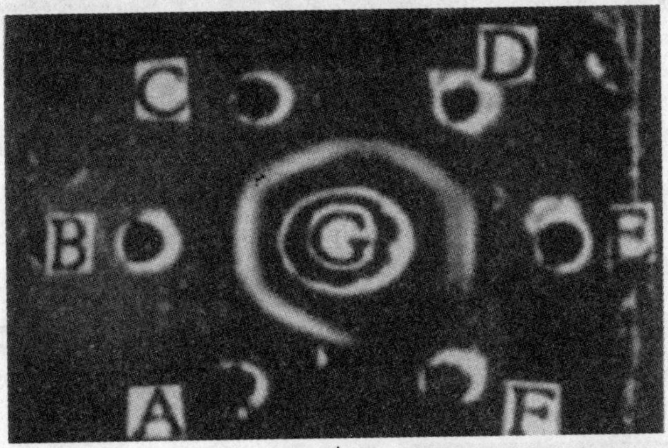

A

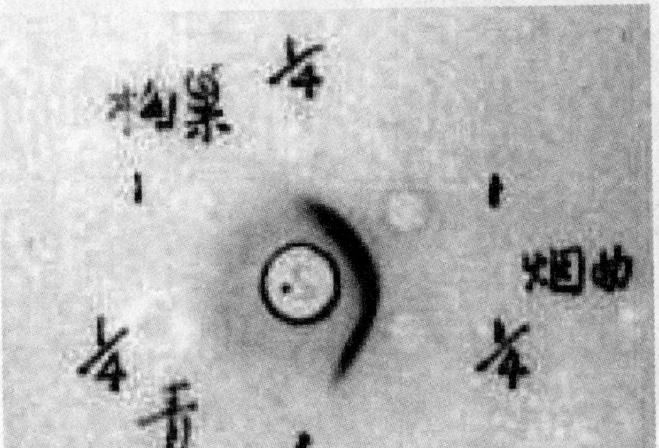

B

图 10 后来检测出的血清抗 Af 的沉淀线图

A. A、B、C、D、E 孔分别为不同浓度的 Af 抗原，F 孔为空白对照。G 孔为 ABPA 患者血清。B. 当 Af 浓度为原液 1 和 1/4 时，与 ABPA 患者血清双扩散，均出现抗 Af 的沉淀线

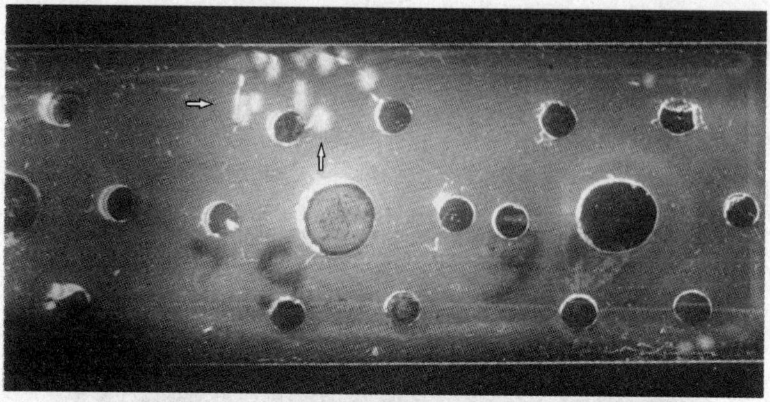

图 11 长了霉的琼脂玻片（箭头所示）

翻开我珍藏的三本实验记录本，上面记录着："85 年 8 月 20 日，第三件事，于彦帮助刷试管"，看着我珍藏的记录本和那一瓶自己制作的血清浓缩晶体，我的眼眶湿润了，早已相继出国的王宇和于彦大夫又出现在我的眼前，不竟思念起远方的他们来。

我科副主任技师乔秉善老师在病人的痰中找到了产生烟曲菌（aspergillus fumigatus，Af）孢子的分生孢子梗（conidiophore）（图 12），这在世界上也属

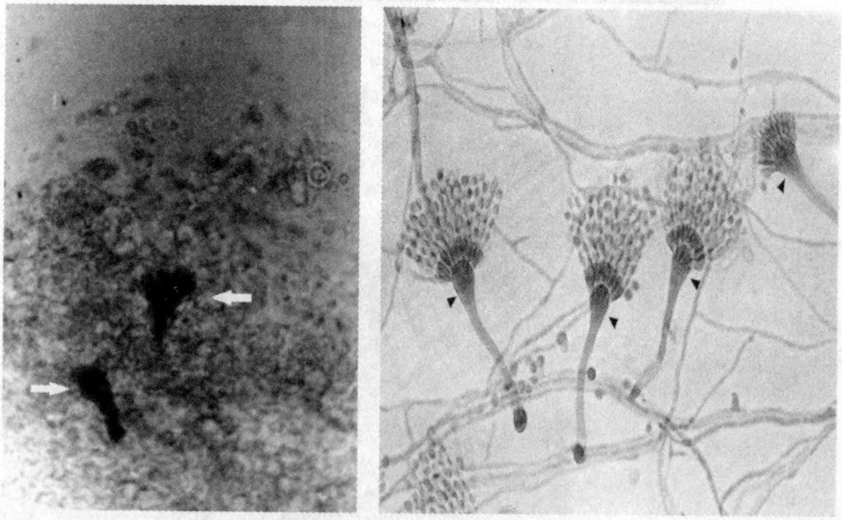

A　　B

图 12 分生孢子梗图

A 高倍镜下痰中生长的烟曲菌分生孢子梗；B 人工培养出的烟曲菌分生孢子梗

罕见。分生孢子梗在痰中的存在，证实致敏的烟曲菌（Af）是生长于 ABPA 患者的支气管内，这说明了本病的致病机制。

ABPA 与 Af 所致过敏性哮喘的根本区别就在于此，前者的致敏原是生长于中等大小的支气管中，而后者则是存在于空气中，只是在不良环境中吸入了真菌孢子才会诱发出了症状，离开该环境后，痰一咳出，症状即可消失。

我们的“变态反应性支气管曲霉菌病的诊断（附三例报告）”发表于《中华结核和呼吸疾病》（1985；8（2）：89）杂志上（图 13），这是国内第一

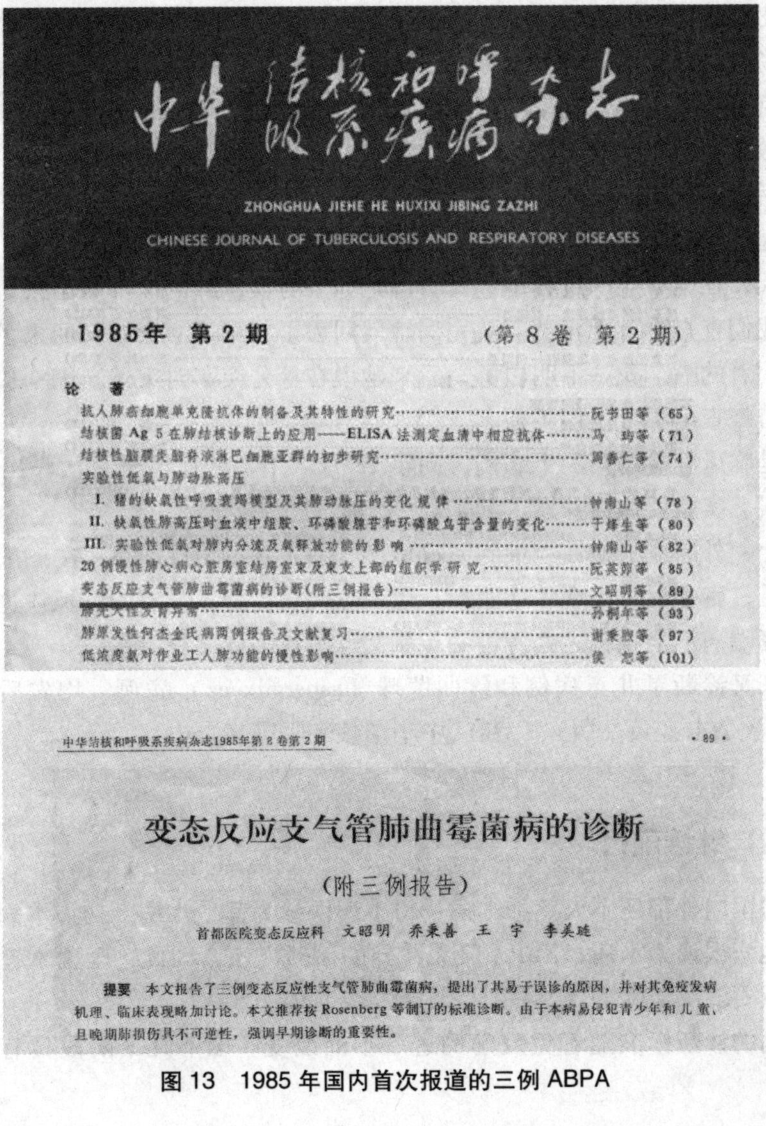
中华结核和呼吸系疾病杂志

ZHONGHUA JIEHE HE HUXIXI JIBING ZAZHI

CHINESE JOURNAL OF TUBERCULOSIS AND RESPIRATORY DISEASES

1985年 第2期　　（第8卷 第2期）

论　著

抗人肺癌细胞单克隆抗体的制备及其特性的研究……阮书田等（65）
结核菌 Ag 5 在肺结核诊断上的应用——ELISA 法测定血清中相应抗体……马　玙等（71）
结核性脑膜炎脑脊液淋巴细胞亚群的初步研究……周春仁等（74）
实验性低氧与肺动脉高压
　I. 猪的缺氧性呼吸衰竭模型及其肺动脉压的变化规律……钟南山等（78）
　II. 缺氧性肺高压时血浆中组胺、环磷酸腺苷和环磷酸鸟苷含量的变化……于烽生等（80）
　III. 实验性低氧对肺内分流及氧释放功能的影响……钟南山等（82）
20 例慢性肺心病心脏房室结房室束及束支上部的组织学研究……阮英茆等（85）
变态反应支气管肺曲霉菌病的诊断(附三例报告)……文昭明等（89）
肺先天性发育异常……孙桐年等（93）
肺原发性何杰金氏病两例报告及文献复习……谢秉煦等（97）
低浓度氯对作业工人肺功能的慢性影响……侯　恕等（101）

中华结核和呼吸系疾病杂志1985年第8卷第2期　· 89 ·

变态反应支气管肺曲霉菌病的诊断

（附三例报告）

首都医院变态反应科　文昭明　乔秉善　王　宇　李美琏

提要　本文报告了三例变态反应性支气管肺曲霉菌病，提出了其易于误诊的原因，并对其免疫发病机理、临床表现略加讨论。本文推荐按 Rosenberg 等制订的标准诊断。由于本病易侵犯青少年和儿童，且晚期肺损伤具不可逆性，强调早期诊断的重要性。

图 13　1985 年国内首次报道的三例 ABPA

次报道本病，从而填补了国内空白。

我特别要感谢叶世泰主任，我们的工作自开始之日起，就一直得到叶教授的支持和指导。这一切都定格在登记本和实验记录本中。

例 38：第一例确诊患者

这是一位 19 岁女孩，从 5 岁开始哮喘，近 2 年加重，于 1983 年 1 月 11 日来科就诊，7、8 年来常感冒，表现低热、全身乏力、胸痛，5 年来 X 线检查肺部出现阴影 7~8 次。家中祖父、父亲、叔父均患支气管哮喘。体检：一般情况尚好，双肺满布哮鸣；皮内试验烟曲菌（Af）强阳性、外周血嗜酸性粒细胞百分比为 38%、血清总 IgE 9000U/ml（当时正常值为 454±243U/ml）、以双扩散法从血清中检出抗 Af 的沉淀抗体、痰中发现 Af 分生孢子梗。

最后诊断：ABPA。

说起分生孢子梗的发现，还有一段小故事。

那天，在她看病的过程中，我告诉她如果有痰从肺的深部咳出来，你尽快送来，我们查查看有无真菌。看完病她就回去了，可不一会她又回来了，用手指着紧闭着的嘴，我一下明白了，后来她说在等公交车时突然上来一口痰，就是这一口痰查出了分生孢子梗。

这是临床确诊的第一个病例，同年 12 月，用她的血清第一次作出了抗 Af 的沉淀线。实验就这样开展了起来。

体会：外周血嗜酸性粒细胞明显增多，血清 T-IgE 特别高，在一般哮喘病中很少见；胸片反复出现片状阴影，也是哮喘病本身不具有的。抓住这些细微的、与哮喘病不全相符之处，进一步从文献、从临床寻找答案。

后来又诊断了儿童病例和伴曲菌球（aspergilloma）病例，均先后发表于《中华医学杂志（英文版）》和《中华结核和呼吸病杂志》。

（四）继续前行

那时国内外都还不太熟悉本病，将本病误诊为其他疾病，初识本病后，又易将其他病误诊为本病，ABPA 又无特异的诊断方法，因此，全面掌握其诊断标准很重要。

本病的诊断标准随着免疫学的进展不断改变。以下几个阶段具有里程碑性质。

1952 年发现本病的 Hinson 医生等对本病的诊断标准只有 4 条：反复发热；反复在不同部位肺萎陷和肺实变；含有痰栓和真菌的脓痰；外周血嗜酸性粒细胞增多（≥1000/mm^3）。

到了 70 年代，Ishizaka 发现了 T-IgE，于是就有了 1977 年 Rosenberg 等的常见 7 条标准以及少见而重要的 3 条标准问世。标准中提到血清中 T-IgE 增高以及在胸片上存在的中心性支气管扩张。

1985 年已能检测血清特异 IgE 和 IgG，后来就有了 Greenberg 等制定的 8 条诊断标准。

1991 年，作者发表于《中华医学杂志》题为"变态反应性支气管肺曲菌病的临床表现和免疫特点"（论著）。在国内首次图示了 CB 在 CT 扫描中的表现（图 14）

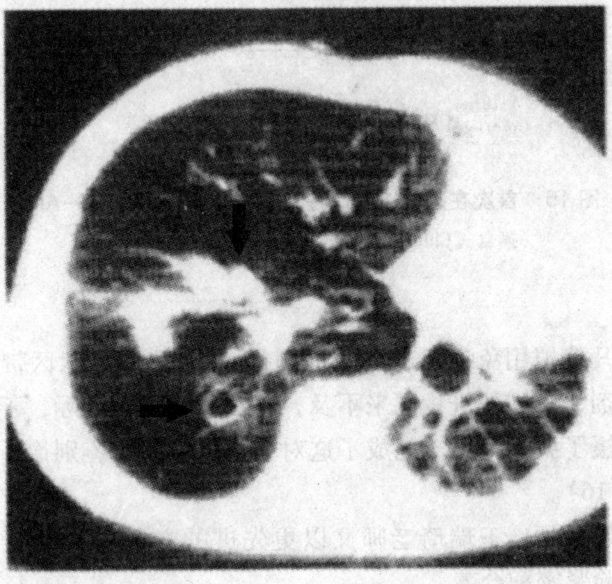

图 14 ABPA 患者胸部 CT 扫描图

中心性支气管扩张的环形阴影（➡）、带状阴影（⬇）

1993 年，在国外访问学习期间，从图书馆文献中发现，在 20 世纪三四十年代就有过敏性支气管扩张（allergic bronchiectasis）的诊断，很像现在的 CB，以及类似 ABPA 的病例记载，这样 ABPA 的发现较常规的说法（1952 年）提前了约15年。我将这个情况告诉了Lockey教授，他在百忙中抽出时间，细心审阅文献资料。与我一起合写了一篇包括这个内容的ABPA的综述，对这一发现进行了讨论和阐述，在国外杂志上发表。

1989年后，在沉淀线的实验上立功的技术员王宇和于彦大夫相继出国，在这困难的时候，以陈定一为首的血清室老师们伸出了援手，他们不但满足了临床诊断的需要，还作出了新的探索，首次在国内以光密度OD（Optical density）法测了IgE-Af和IgG-Af值（图15）。

Table 2. Comparison of IgE–Af and IgG–Af determined by ELISA in patient with ABPA and in asthma patients with positive intradermal tests to Af

	IgE–Af (OD)	IgG–Af (OD)
ABPA	0.71	0.41
Asthma (average)	0.30	0.17

图15 首次在国内以OD法检测出IgE–Af和IgG–Af值

（摘自《Chinese Medical Journal》103（8）1990）

研究生孟凡信拟用免疫印迹技术检测抗Af的IgG电泳区带分布，但缺少一个重要的试剂，从国外进货已来不及，正在我们为难之际，于彦大夫回国探亲，她热情支援了我们，终于完成了这对本病的诊断和鉴别诊断有重要意义的血清检验（图16）。

随后何海娟老师、王瑞琦老师又以更先进的方法测定血清IgG-Af和IgE-Af，临床和实验紧密配合着。

据国内外文献报道，在慢性哮喘病中，ABPA的发病率为1%~2%。这是一个并不罕见的、易于复发的慢性呼吸道疾病。随着诊治工作的深入，一些问题也浮出水面，ABPA发生于哮喘的基础上，如何积极阻断这一进程和发现早期病例，外地患者如何指导他们尽早发现复发的征兆，及时接受诊治，探索复发原因、调整治疗方案等，这一切需要我们不断去探索，我们有信心去迎接新的挑战。

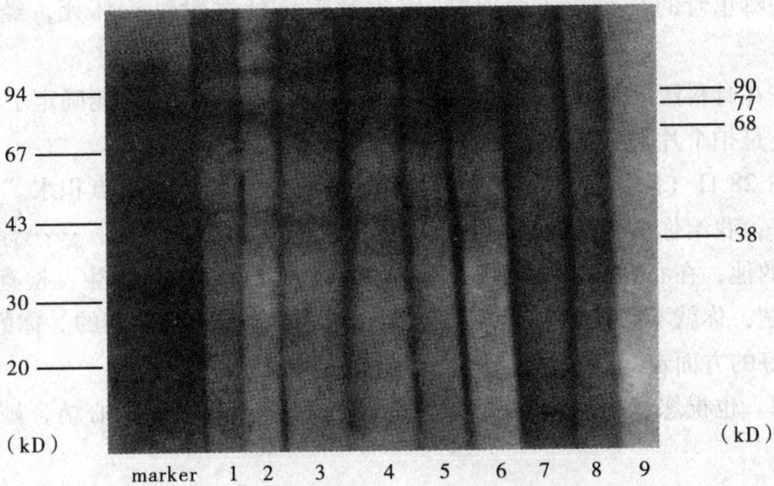

图 16　免疫印迹技术测患者血清 IgG-Af

带 1-6 为 ABPA 患者血清、带 7 和 8 为 Af 致哮喘患者血清，带 9 为空白对照

（五）关注病人的心理

几十年来接触的患者多了，发现他们中有相当一部分心情不好，由于这是一个易复发的慢性疾病，除了关心病人的疾病外，还应多多给予病人鼓励和精神上的支撑。

我常告诉他们："成人患的大多数疾病都是不易痊愈的慢性病，如糖尿病、高血压、心脏病、慢性支气管炎等都不能治愈，但都是能控制的疾病。是吗?"

文献中这样记述，"本病晚期（late stage）易合并中心性支气管扩张（CB）""晚期"对患者来说是个不良刺激。实际上，许多有 CB 的患者经治疗后情况很好，因此，我将这句改为"病稍久易合并 CB"。

有的患者哭丧着脸说："文大夫，我死了，孩子怎么办?"

2014 年 1 月 24 日下午从东北来了一个电话：电话中传来了哭声："我怎么办？我的股骨头真的坏死了，现在症状越来越重，坐着也疼。"

"看医生了吗?"她以前多次出现一些症状，后经证实都没有大问题。

“看了”。

“在哪里看的？拍片了没有？”因为她曾怀疑过股骨头坏死，经拍片否定了。

“我在骨科医院看的病，医生说‘根据症状，不需拍片就能确定了。’”

“还是拍个片吧！尽快将结果告诉我。”

1月28日（阴历腊月28）又来电话“拍片正常，就是有点积水。”

“好，我给你讲个死刑犯的故事（见前关爱篇的心理暗示）……你看，毫发未损的他，在心理暗示下被吓死了。以后出现了症状去看医生，检查后说没有大问题，你就不必挂在心上，过于忧虑，这样会给自己加病的。你的ABPA正在往好的方面走。快快活活地过个春节，祝您春节愉快！”

“嗯。也祝您春节愉快！”病人透露出一股孩子般的依从心情，她终于放松了。

二、潜藏的青霉素诱发的严重过敏

（一）潜藏于牛奶中的青霉素诱发的过敏

例39：他多次休克原因不明

1988年12月5日，一位45岁的军官以多次休克原因不明来就医，他曾多次看病，经皮肤试验、血清检测，仍诊断不明，前面的医生只得给他每月注射一次长效皮质激素——康宁克通，共注射了4次，确实4个月未犯。这次他来就诊的目的，一是继续注射康宁克通，二是要求医生再为他查找休克的原因。看他忧心忡忡的样子，注射长效激素也非长久之计，我决定尽最大努力为他找出发生休克的原因。

追踪就从这个病例开始。

1. 一点线索 我仔细询问病史，了解到休克的发生无时间规律可循，或上午，或下午，发病地点也不固定，或在办公室，或在汽车里。但发现有以下几个特点：第一，发作均在饭后半小时内，这点很重要，它提醒我很可能与进食有关；第二，每餐必喝牛奶，但不是每餐均犯；第三，有一个严重青霉素过敏致休克的病史，但已多年未用青霉素了。我隐约感到休克可能与青霉素和牛奶有关，二者之间是个什么关系？又说不清。查文献资料也找不到答案。

2. 造访奶牛研究所 后来，我请教药剂科李大魁主任，他提出去郊区奶牛研究所看看，正好那儿的工程师乔燕平是他的朋友。他热情地陪我一起去了远郊的奶牛研究所，在乔工程师详细耐心讲解下，第一个疑团终于解开了。

原来奶牛最常患的病是乳房炎，其治疗主要是注射青霉素，当时这些含青霉素的牛奶仍混于一般奶中出售。问题快要明白了，患者的休克很可能是牛奶中的青霉素引起的。但要在临床确定他的休克是牛奶中的青霉素引起的，我们还有一段路要走。

3. 牛奶中青霉素的检测成了难点 这段时间，他又发生了一次休克，并按嘱咐送来休克发生前饮用的牛奶，我们用这牛奶做了皮肤点刺试验（skin prick test，SPT），结果为阴性，又将这牛奶送到某药检所，他们说只能查液体中的青霉素，不能查牛奶中的，后来又找了某医学科学院的有关单位，答复也是一样。怎么确定他休克的原因？

（二）严重青霉素过敏的诊断

为什么不直接做常规的青霉素皮肤试验？

1. 历史回顾 让我们回顾一下青霉素过敏诊断的历史。上世纪 40 年代英国的弗来明（Fleming）医生首次发现了青霉素，这在当时是一个了不起的贡献，许多严重感染患者得以治愈。到了 50 年代，发现它可引起极为严重的过敏反应，于是开始了皮肤试验，后来又发现皮肤试验也可引起严重反应，转而求助于体外的血清检测，再后来又发现体外的血清检测易出现假阴性反应，又回过头来寻找安全皮试法。但起始应用多大浓度，没有定论，总之，患者越敏感起始浓度应该越低，没有底线，看来这方法不安全，还需另辟蹊径。

2. 查阅文献 1981 年 Sullivan 在《journal of allergy and clinical immunolgy》（JACI）推荐以皮试方式进行，并以皮肤点刺试验开始。在同一杂志同一期，Dellen 认为对青霉素极为敏感的患者仍需慎重。

这段时间继续查阅国外文献。《JACI》1982；69：280 一篇题为“Oral penicillin desensitization（口服青霉素脱敏）”提到，“… parenteral administration favors anaphylaxis whereas oral administration minimizes the likelihood of anaphylaxis.”（肠道外给药易发生过敏反应，而口服给药很少有发生过敏的可能）。《Clinical Allergy》1988；18：529 也提出同样的看法。那就是说口服

较肠道外给药安全。

3. 口服激发的成与败 我们选择了这个方法，将放有少量青霉素的生理盐水让他口服，再缓慢递增青霉素量，几次下来，他出现了反应，试验成功了，证实他对青霉素高度敏感。

我们又让患者与个体养牛户订合同，凡注射过青霉素的奶牛的奶决不给他饮用，以后他继续每日喝牛奶如前，随访观察 2 年，未再发生过严重过敏反应。至此可诊断为：潜藏于牛奶中的青霉素诱发的过敏性休克。

患者的经历告诉我们，曾有青霉素诱发严重症状病史的患者，在订私人牛奶时，应与养牛户订好必要的合同，以确保注射过青霉素的奶牛的奶不供患者饮用。

口服激发也使患者出现了较重的过敏反应，我有些沮丧。

患者在发生反应后曾告诉我，在严重反应发生的前一次口服药液后，口腔里就有了不适的感觉，他以为那不算反应，未及时向我反映。如果我对病人交代得清楚些，及时发现反应，及时中止试验就好了。

过了些时日，回过头来审视这个病例，口服激发加排除试验更能帮助诊断病因。让患者与养牛户订合同，确保患者饮用的牛奶不含青霉素，不就是排除试验吗？但要经过一定时间的观察才能确定病因。这方法安全，且有治疗作用。后来这个安全的排除试验也用于其他一些病例的病因诊断上。

但其他疑及青霉素高度敏感患者的安全诊断法尚未解决，我不能就此停步。

4. 口含激发试验成功 我回想起病人曾反映在口服激发时口腔有不适。这对我可是一个重要的启示。我们何不让患者别咽下去，就含在口里，如出现症状，立刻吐出并漱口，这样就安全了，这试验也成功了（图 17）。但出现的症状看不见、也摸不着，全凭病人反映，如病人太紧张，出现了心因性症状，也无法鉴别。看来这方法不可靠，还得改进。

5. 初试快速斑贴试验 口含的方法有一定的缺点，再一想，何不改为将青霉素放几滴在前臂掌侧皮肤上，很快出现了阳性反应，这第一次试验成功了，但可能由于患者十分敏感，药液的浓度（40 万 U/ml），对他们来说高了一些，患者出现了咳嗽，于是我以皮试液的浓度（500 U/ml）放在皮肤上，观察时间延长至 25~30 分钟，局部出现了风团，激发也成功了。后来我们称之为快速斑贴试验（immediate patch test，IPT）。与 SPT 和皮内试验比较，对高度敏感的患者，本法的阳性率高，而不良反应低（图 18，见书末彩色插页）。

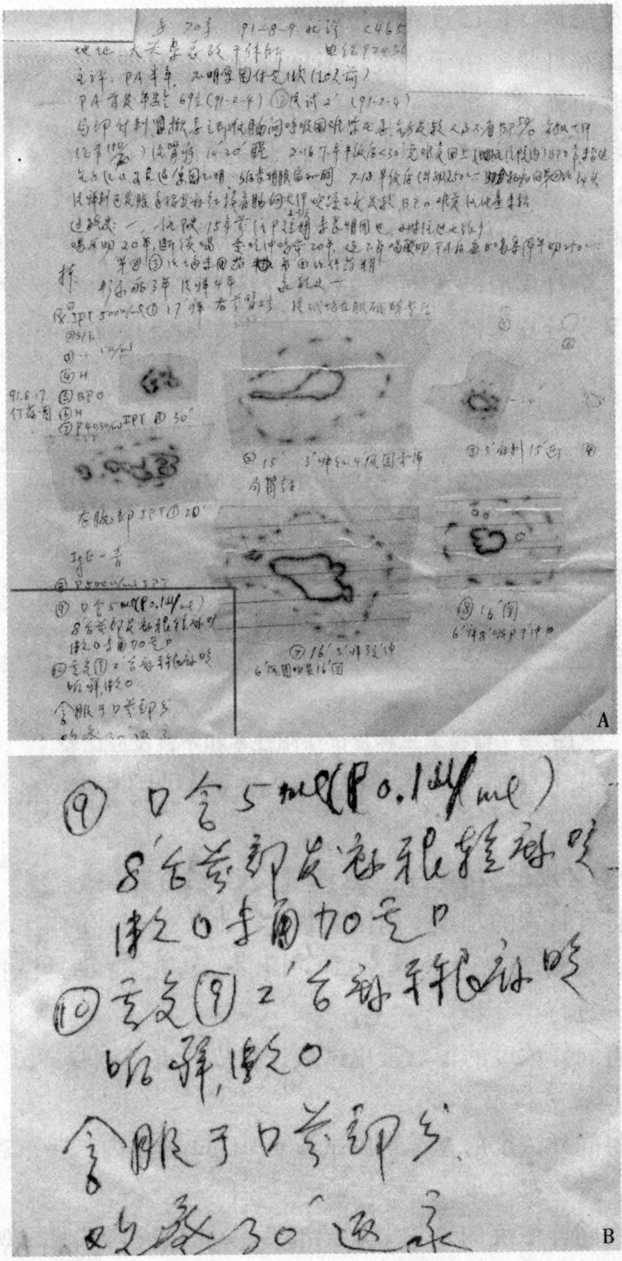

图 17　口含激发的原始记录

下图为上图左下角的放大照

IPT 不良反应低的原因是，当病人感到局部发痒，有扎感，就立刻用凉自来水自上而下冲洗掉，但已进入表皮的微量青霉素，仍然在某些局部引起了有助于诊断的风团和红晕。由于冲洗，不再有青霉素继续进入表皮，因而不会再兴风作浪，症状也就不再进展了。

我们曾比较了三种皮试法的阳性率和不良反应发生情况，结果发现皮肤点刺试验（SPT）在青霉素低浓度（5U/ml）时，阳性率较低，而较高浓度（200U/ml、500U/ml）时，又易出现全身反应；皮内试验（intradermal test，IT）阳性率高，全身反应的发生率也较高（图 19，摘自作者已发表文章）。

这重要而又十分安全的一步，成了以后四步安全皮试法的第一步。

Talbe 4 Positive rate and incidence of adverse reaction in IPT, SPT and IT

	IPT	SPT_1	SPT_2	IT
	(500 U/ml)	(5 U/ml)	(200 U/ml, 500 U/ml)	(0.05-50 U/ml)
Positive rate	96.2% (25/26)	86.7% (13/15)	100% (14/14)	100%(8/8)
Incidence of adv*	4% (1/25)	0% (0/13)	28.5% (4/14)	50% (4/8)

* adv, adverse reactions.

图 19 青霉素三种皮试法阳性率和不良反应比较

IPT 快速斑贴试验；SPT 皮肤点刺试验；IT 皮内试验

6. 青霉素安全皮试法的建立 这四步安全皮试法是：

第 1 步：将青霉素的常规皮内试验浓度（500 U/ml）的皮试液几滴，置于前臂掌侧皮肤，观察 25~30 分钟，如局部出现反应，立即冲洗掉反应即可中止。如无反应，进行第 2 步。

第 2 步：将同样浓度的青霉素皮试液进行皮肤点刺试验（SPT），观察15~20 分钟，无反应，进行第 3 步。

第 3 步：将同样浓度的青霉素皮试液 0.01 ml 做皮内试验，观察 15~20 分钟，如无反应，进行第 4 步。

第 4 步：将同样浓度的青霉素皮试液 0.1 ml 做皮内试验，观察 15~20 分钟，无反应，试验终止。

任何一步出现反应试验中止。此外，这第 4 步就是药典规定的青霉素皮内试验的浓度和剂量。这样安全皮试法就与药典规定的青霉素皮试法接轨了。

青霉素四步安全法的建立，我们十分高兴，因为较国外皮试法安全而简便。

在安全皮试法建立的过程中，我们得到了中国医学科学院基础研究所，以主任郑珊珊研究员为首的免疫室的大力支持和帮助，他们提供了代替青霉素主要决定簇的青霉噻唑酰——人血清白蛋白（benzylpenicilloyl-human serum albumin，BPO-HSA）供皮内试验用，并检验了其血清抗体。使我们的工作更加完整、深入。

当前，可喜的是，许多较大的牛奶公司严格审查、把关，混有青霉素的牛奶已很少见。但这四步安全皮试法又用于对其他过敏原高度敏感的患者身上。

有关文章发表于国内外杂志上，其中一篇作为论著的第一篇发表于《中华内科杂志》1992；31（9）上。

（三）潜藏于医疗器皿中的青霉素诱发过敏

例 40：她疑又对红霉素过敏了

一位已确诊为对青霉素高度敏感的患者前来复诊。她哭丧着脸说又对红霉素过敏了。她是在前几天静脉点滴红霉素出现过敏症状的。这是怎么回事？两种不同类别的抗生素同时过敏是十分少见的，更何况红霉素很少引起过敏。

问题还没有解决，接着又来了一位患者。

例 41：为多次休克的患者找原因

这位女士 47 岁，以 6 年来反复发生休克 5 次，于 2000 年 9 月 4 日千里迢迢来北京协和医院变态反应科就诊。

病史是 6 年前因病肌内注射聚肌胞，第 6 针时发生了休克；第 2 次是在注射小诺霉素过程中发生的；第 3 次是在做普鲁卡因皮试时；第 4 次和第 5 次分别发生于静脉滴注氢化可的松过程中和喝个体户牛奶后。

这 5 次均于 1~5 分钟出现症状，重时呼吸脉搏全无，不省人事，喉水肿，均经抢救治愈。

患者有高度青霉素过敏的病史，但 6 年来从未接触过青霉素。平时喝牛奶不过敏。第 4 次休克后曾去某医院皮试，食物和吸入组多项阳性和强阳性，因而避食多种食物，但无效。由于多次不明原因休克，当地医生和单位让其急来京求治，还说“否则性命难保”。

经询问病史得知，前4次虽然所用药物不一，但有一个共同点是，所用滴注瓶和注射器均为非一次性使用的玻璃器皿。

以安全的快速斑贴试验（IPT）做青霉素皮试第1步，大约过了5分钟，局部起了风团和红晕，并有轻微咳嗽。立刻用凉自来水冲洗局部，反应很快中止。确诊为严重青霉素过敏。

是青霉素污染了玻璃器皿，潜藏于医疗器皿中、牛奶中的微量青霉素是这位十分敏感的患者发生多次休克的原因。

交代注意事项：

第一，以后需注射或静脉滴注时，要用一次性注射器、滴流瓶。

第二，慎喝牛奶，特别要慎喝个体户的牛奶，因为他们养的牛少，供稀释的不含青霉素的牛奶也少，致整个牛奶中青霉素含量相对较高，易诱发严重过敏。

第三，一旦发生过敏，先喝淡盐水，选择正确体位，口服一片抗组胺药，并立即去附近诊所或医院急救。

患者回家后一直遵照嘱咐，两年来多次联系，一直未再发病。

上面“又对红霉素过敏了”的病例，也找到了真正的病因。类似情况常被医生和患者误为又对其他药物过敏了。但有一个重要的线索是，他们都有一个对青霉素高度敏感的病史。

盛过青霉素的玻璃器皿是经过多次冲洗、消毒后才再次用于注射或静脉点滴的，为什么还会引起休克？

国内外的观察结果一致认为，青霉素经加热即使高压消毒处理，也只能减少而不能完全破坏其中的成分。因此，这些曾盛过青霉素的医疗器皿，虽经清洗、消毒处理，仍然残存微量的青霉素，对青霉素高度敏感的患者在用了这些非一次性玻璃滴注瓶或注射器时，极易出现严重过敏症状。好在当前一般医院均采用一次性医疗器皿。

（四）潜藏于鸡饲料中的青霉素所致哮喘

例42：她在拌鸡饲料时突发哮喘的原因

又有一位女性患者前来就诊。她说在拌鸡饲料时哮喘发作。她有一个对青霉素高度敏感的病史。经按IPT法皮试，证实对青霉素高度敏感。后经调查了解到，在某些鸡饲料中配有青霉素，饲养者在搅拌时吸入，引起了严重症状，不过这种情况少见。

上世纪 80 年代末期后，几十例原因不明休克患者的病因，就这样一一被破解了。

有青霉素高度敏感病史的患者，如发生了不明原因的严重过敏症状，应想到青霉素诱发的可能。寻找它的潜在来源，在近 20 年前，青霉素主要潜藏于牛奶和医疗器皿中，当前这两种情况已基本不复存在，我仍然讲述这些，是因为我希望年轻医生知道，如何紧追不舍为不明原因的过敏患者找病因。

随着更安全的抗生素日新月异的问世，需用青霉素的情况已十分少见，但这安全的 IPT 法又派上了新的用场。

总结这方面的工作：

第一，几十例过敏性休克患者发病的潜在病因得以查清。

第二，怀疑严重青霉素过敏患者，有了简便而安全的诊断方法，这方法也可用于其他严重过敏原因不明的患者。

第三，在国内外发表有关论著 4 篇。

第四，找出潜在青霉素诱发过敏的危险因素，有关文章登于《中华医学杂志》1992；72（12）上。

第五，对心因性青霉素过敏患者开展了单盲的安全皮试法，引申出的心因性过敏，成了一个新的课题。

三、对青霉素等过敏的心理障碍

（一）药物过敏伴心理障碍

例 43：思想负担很重的青霉素过敏患者

1992 年的一天，来了一位病人，她是因对青霉素过敏来就诊的。经我检查证实她确实是对青霉素高度敏感，但她和其爱人思想负担超过疾病本身的严重性，患者本人几乎对生活丧失了信心。我安慰她、鼓励她，明白无误地告诉她这不是不治之症，对青霉素的敏感性还可能在某个时候消失。我还告诉她避免潜藏于牛奶和医疗器皿中青霉素的方法。他们回去后不久，我接到了一封信，是她爱人写来的。

信中说“…… 请您相信我们的感谢是真诚的，发自内心的，因为您给一个素昧平生的、远隔千里、对自己的病几乎丧失信心的患者，重新树立了战胜疾病的信心，鼓起了积极生活的勇气。……”

（二）心因性过敏的诊断

下面介绍的是我最早遇到的，记录较详细的一位患者。

例 44：她因“过敏”，生活已不能自理

1986 年 4 月 1 日，我正在诊室看病人，一位中年男士进来了。

他说：“我爱人药物过敏，她在过道闻到一股气味，心跳已增至一百多下，现正在吸氧，我想先把诊室的窗户打开免得她进来后引起过敏。”

他走到窗前犹豫了一下，终究未开窗户就出去了。又过了一会，轮到她了，一个瘦小的中年妇女戴了个大口罩，由刚进来的那位男士和一位小伙子搀扶着进来了。后来知道一位是单位派的人，另一位是她的丈夫。

坐定后，她丈夫欲开窗，她摆摆手说：

“不必了，里面的气味比候诊室好一点。”

为了和我长谈，她让丈夫安排吸氧，吸了一阵氧气，然后讲述病情，我耐心地听着、记着。

病是从 1970 年开始的，几乎对一切药物过敏。谷维素越服头越疼，胃得乐越服胃越疼，氯霉素越涂脓越多…。服药后表现为头晕、恶心、心跳加快、两腿乏力、头迷糊。

谷维素是很少引起过敏的药物，而且患者从未出现过药物过敏最常见的皮肤症状，这引起了我的怀疑。但该如何解除她的思想障碍？我想好了办法。

我给她开了一小袋谷维素的处方，药取来后放在我的诊桌，再让她去验血，在她离开的时候，我把药换了，换成了绝不会引起过敏的片剂。因为我要首先解除她的心理恐惧。排除心理因素引起的症状，然后再确定有无药物过敏，以及是哪种药物过敏。

第二天，她告诉我，服了“谷维素”后出现了与以前相同的症状。

我笑着告诉她：“那不是谷维素，是面糊团。”

她惊讶不已。……。

以后她配合地完成了多项检查。

整整两个多星期，我今天检查一个，明天检查一个，先是大口罩取下来了，然后单位的人走了，最后她的丈夫也和我紧紧握手告别走了，只剩下她一人。

这时我们已经很熟，成了朋友。

我说："我们再来看看是不是真的对青霉素过敏。这些针管里有的是青霉素，有的是生理盐水，你看哪一个会使你出现症状。"

诊桌上放了几个装有液体的小针管。

她说："好，就这样吧！"

结果，我在皮内注射绝不会引起过敏的生理盐水时，出现了症状，而注射她认为过敏的青霉素反而未出现症状，这个结果使我们都哈哈大笑起来。

我告诉患者，以前出现的如头晕、恶心、心跳加快、两腿乏力、头迷糊等症状，其中一部分很可能与口服的抗过敏药产生的副作用有关。

就这样我打消了她对许多药物过敏的顾虑，最后高高兴兴地回去了。我曾去信询问情况（有些我放心不下的病人，就写信询问情况），以后她给我来了一封信。

"文教授：……"。

"感谢你对我病情的关心。你那种高尚的医德，精确的技术，和蔼可亲的态度时刻回荡在我的脑海中。……。首先，告诉你一个好消息，我的病基本好了。

"从北京回来后第3天，我去某地检查工作时，曾犯了一次病，当时心慌，周身出冷汗，大夫说我双手冰凉，约30分钟恢复了正常。我经常牢记你的嘱咐，要神经放松，不要心想什么气味，到现在为止，除有时睡眠不好外，一直未犯病。身体虽瘦，但精力比较旺盛，不仅能承担比较紧张的工作，还能登山爬岭。于8月末，我和同志们登上了山。在途中不但没用别人照顾，我还护理二位没有爬山经验的女同志一起到达目的地。事实证明你的诊断是非常正确的，回想你给我确诊当时，我曾向你表示过怀疑，当时对你说：

"对我病的确诊大部分是正确的，但还有一小部分需要保留。"

"现在完全证明你是在那样复杂的情况下（我当时的神经特别不稳定，给你诊断带来极大的干扰）作出了明确的诊断，是十分不容易的，我从内心敬佩你。你想患者之所想，急患者之所急，及时、准确地给我确诊，你费尽了心思，想尽了办法，甚至每天牺牲业余和推迟午休时间和我不厌其烦的谈心，了解病情变化，帮助我找病源，你对我的关心和爱护，使我永远难忘。……”

例 45：用单盲安慰法诊治心因性过敏

患者张某告诉我：“我对青霉素过敏，接触青霉素后，眼前的一切人和物都贴在前面的墙上，像一幅画，没有了立体感。”

又一位患者告诉我：“我对青霉素过敏，接触青霉素后，心直往下沉，灯泡越来越远，越来越小。”

这两位患者都声称出现了几次休克。

后来确定她们中一位是真的过敏，而另一位是心因性过敏。

我常在讲课时介绍情况后问学员：“你们猜猜，这两位患者中，谁是真的对青霉素过敏？谁是心因性过敏？”

他们都猜不出来。

确实只凭自述的症状很难确定真假。

首先，从询问中我了解他们的症状和过去医生的检查。因为真的药物过敏，绝大多数会出现看得见、摸得着的症状，如皮肤出现风团和其他皮疹、哮鸣、血压下降等。而心因性药物过敏大多自觉症状多而重，可在多次就诊后，却什么都没有查出来。

在询问病史后，张某经用安全皮试法证实她对青霉素高度过敏，告诉她注意事项后返回。

对另一位有所怀疑，我为她做了特殊的单盲安慰对照试验。

我以同样的安全方法对她进行了皮肤试验，但我以生理盐水代替青霉素皮试液，因为生理盐水绝不会出现反应，对于我的偷梁换柱，她浑然不知，这种医学上称的单盲法适合她，她还以为是用青霉素皮试液在做皮试呢！结果在皮试的过程中出现了与以往一样的症状。这时我告诉她实情：

“我用的是生理盐水，不是青霉素。”

这一位患者边想边说：“怎么回事？怎么回事？……”

我又说：“让我们再作一次。”

这时她以为还是生理盐水，而我已换成了真正的青霉素皮试液了。但她还在想，口中还在念叨时，我已将皮试做完，结果什么症状也未出现，这时我又告诉了她实情。

很重要的一点是，在真假难辨的时候，需要用安全的皮试法。此外，为了解除长期困扰她的思想顾虑，还应用单盲安慰作为对照。

西方有句名言："上帝给了一种人说谎的权利，那就是医生。"

用我们最真挚的关爱去帮助他们解开心头的那一团障碍。

例 46：他说"大夫请救救我"

一位 52 岁的男士，于 2004 年 5 月 3 日来我科就诊。

病史是：1 年前对青霉素、磺胺类药、欧意（即头孢羟氨苄）、谷维素等多种药过敏，后来发展为对多种食物也过敏，表现为颈粗肿、胸闷、胸疼、说话多时出不上气，1 个月前对牙膏过敏，口腔黏膜起溃疡并有水泡，改用盐刷牙，仍过敏如前，后不敢再刷牙，但唾液仍多，且呈血腥味。曾在本地做过头、颈、胸的 CT 扫描和钡餐检查均未见异常。他和家人均十分紧张，求医生救救他。

我看他还随身带了一个已盛了半瓶唾液的瓶子。

患者一般情况好，全身未见皮疹，口腔黏膜光滑，未见溃疡，心肺亦未闻异常。食物和吸入过敏原的皮试全呈阴性。

在诊室里我让他服谷维素观察，结果只出现轻微的胸疼。我告诉他：

第一，盐（钠盐）是人体必需的成分，不会引起过敏。

第二，口腔黏膜光滑，未见溃疡，不停地吐唾沫，唾液里有帮助消化的淀粉酶，不应吐出，应咽下去才对。

第三，要刷牙，长期不刷牙漱口，口腔里自然有异味。"

我又说："你太紧张了。"

3 日后复诊，患者称我给他"点破了"，近日进食未出现大的反应，血化验也未发现过敏，他们满心欢喜地回了家，再不与我联系。

（三）心因性过敏患者应得到尊重和关心

90 年代后，由于多种原因，心理障碍的患者逐渐增多，来我科就诊者有成人，也有儿童，他们来自各个阶层，年轻的学子有的已休学 2 年，已工作的也因病无法上班。他们成天为病所困扰，大多数患者自认为对药物或食物过敏，其中部分病人自认为病很重，痛苦不堪，甚至生活已无法自理。

对待这些病人首先应做一些必要的检查以排除躯体疾病，以免贻误治疗时机，这些检查大多在就诊变态反应科前完成；其次，要排除过敏性疾病，特别是要排除对青霉素高度敏感者，皮试时必须以确保安全的皮试法进行，因为可能为过敏性疾病和心理障碍并存。在大多数情况下“过敏物”的皮试应用单盲法进行，这样更利于解除他们的心理障碍。

单纯心理障碍的患者出现的症状大多看不见、摸不着，或出现严重的自主神经紊乱的症状如心跳加快、四肢凉或发热、发麻、头晕等，很少有皮疹、风团、血压下降、哮鸣等过敏症状。这些阳性和阴性的症状和体征，在做病情分析时是一个重要的参考。

他们不是文献中提到的“困难患者（difficult patients）”，而是十分需要医生、护士及其家人特殊关怀的弱势群体。

例 47：陪伴者的鄙视，让我至今仍牵挂着他

2000 年 12 月 21 日，来了一位患者，这是一位高中毕业生，现年 24 岁，他的病史是，几年来，在吃了许多食物后头疼、手颤抖、全身无力，头也抬不起来。在门诊，我先让他吃大米饭，未出现症状，陪伴的表姐还想让他再吃一个包子，可能想让我看他出现的症状。我想让他再来一次，同来者不同意，一付不屑一顾、看不起他的样子。我心里很难受，他才 24 岁，这病是可以治好的，花了许多钱是因为没有对上号啊！我无可奈何地送走了他们，我告诉他们随时与我联系的电话，但一直没有消息，我心中久久地留下了一片牵挂。

我常遇见患者哭丧着脸说：“我的病还能治吗?”、“大夫，请救救我！”、“我都不想活了”。

我们有责任为他们解除痛苦，耐心聆听他们的倾诉，找出问题的症结所在。一旦确定为心因性过敏，要告诉患者及其家人，使他们不但明白自己患的不是过敏病，而且知道为什么不是过敏病。医生亲切而耐心地作好解释工作，一定能使患者从心理障碍的阴影中走出来。

有许多的病人满脸愁容而来，满心欢喜而去。这些病人要花去较平常多得多的时间才能解开他们心头的疙瘩，看着他们走时眉开眼笑，我也有说不出的高兴。

总之，对待这类病人，不管是医生，还是患者家人要有两心，关心和耐心，永不言放弃。我曾因病人多次反复问同一个问题而有些灰心，不管吧！我又抑制不住对他的牵挂，重新拿起了电话筒……。

不过，心理障碍较重的患者，如焦虑症等，仍应去心理门诊由专科医生调理。

四、皮肤试验的改进

本文提到的皮肤试验和过敏原免疫治疗所用的过敏原提取液，先是由北京协和医院变态反应科实验室，后由北京新华联协和药业有限责任公司制备、提供。

（一）三种皮肤试验的优缺点

皮肤试验是国内外变态反应科必有的一个重要的病因诊断手段。当前，我们用于临床的皮肤试验有三种，皮内试验（IT）、皮肤点刺试验（SPT）以及快速斑贴试验（IPT）。就这三种皮试法比较，IT 穿刺深及真皮，SPT 穿刺深及表皮，IPT 未穿刺进入皮肤，因此，其安全性也有不同，安全性的大小依次为 IPT、SPT、IT。IPT 之所以相对安全是因为抗原物质未经穿刺进入皮肤，一旦局部出现反应，可尽快冲洗掉。

但就三种方法的敏感性而言，则正好相反，依次为 IT、SPT、IPT。进而推论，高度敏感的患者应首先选用不太敏感的 IPT 法，这样比较安全。

（二）皮内试验的应用

我们正是利用了这三种方法各自在安全性和敏感性方面具有的特点，来决定选用。例如，怀疑对疫苗过敏者，应以皮肤试验来预测受试者是否对疫苗过敏，我们选择了皮内试验 IT，因为 IT 法比较敏感，少数受试者可出现假阳性反应，为了安全起见，我们宁愿它出现假阳性反应，而绝不能让它出现假阴性反应。几百例怀疑对疫苗过敏者得以否定对疫苗过敏，安全地接受了疫苗接种（有关文章发表于 1989 年中华儿科杂志 27：90-93）。

（三）皮肤点刺试验

先介绍一个病例。

例 48：以新鲜蓖麻做皮肤点刺试验获得成功

1984 年 7 月 9 日，一位 12 岁男孩对蓖麻过敏，是在他母亲无意间以蓖麻搓背后发现的，孩子在搓背后皮肤出现大片风团并突发哮喘。后来即使路过种蓖麻的田边地头也会出现哮喘症状，不得不转学它处。

没有蓖麻提取液，怎么办？在严密观察下，我们以新鲜蓖麻汁做较安全的皮肤点刺试验（SPT），获得成功，开始了以新鲜蔬菜、水果做皮肤点刺试验的先河。当时开始这项皮试，是基于：①无该项制备的提取液；②相对安全。后来，查阅国外文献提出：制备的蔬菜、水果提取液皮内试验易出现假阴性反应，直接以新鲜植物类食物点刺较准确。这样，我们更是有根有据地开展了这项工作。

例 49：兼对花粉和植物类食物过敏的皮试法选择

第一例兼对花粉和植物类食物过敏的病人，发现于 1983 年 6 月 14 日，是一位 9 岁半女孩，她以哮喘就诊，皮内试验多项吸入过敏原呈阳性，并对多种蔬菜、水果过敏，经 SPT 证实。

以后陆续有同样病例就诊。

我们以新鲜蔬菜、果类做 SPT，观察花粉症与植物类食物过敏之间存在的密切关系。发现花粉与蔬菜、果类之间存在交叉过敏性。

发表于《中华医学杂志》和《中华微生物和免疫学杂志》的几篇有关花粉症和植物类食物过敏并存的文章，都是在以新鲜蔬菜、水果作 SPT 的基础上完成的。

（四）快速斑贴试验的开始

例 50：最早的食物快速斑贴试验证实他对萝卜过敏

1984 年 4 月 24 日，接诊一位对萝卜过敏又特别嗜吃萝卜的 4 岁男孩，由于当时没有萝卜抗原提取液，唇周是敏感区我切一片新鲜萝卜贴于患儿上唇的上部观察，15 分钟后，局部出现了红晕反应，去萝卜片。次日复诊，局部发展成了疱疹（图 20，见书末彩色插页）。这在当时是不得已而为之的事，却成了食物 IPT 的第一例。

正式以 IPT 用于食物过敏的幼婴、重症和特别敏感的患者的检查，始于 2010 年，是在青霉素 IPT 的启发下开始的，初试获得成功。幼婴儿的表皮薄，

SPT 有易出血的缺点，而 IPT 则有易于吸收的优点，且 IPT 一旦出现反应，及时以凉自来水自上而下冲洗，反应可很快中止，较 SPT 更安全。

IPT 只用于探寻病因，不说明机制，它既可为免疫性（如 IgE 介导），也可为非免疫性（如所贴物为促肥大细胞分泌剂）。

虽然如上所述 IPT 不太敏感，比较安全，但患者的敏感程度没有底线，贴于皮肤的可疑过敏原量和范围应小，操作时仍应密切观察。

例 51：小儿斑贴牛奶，局部反应的快速处理

一位 1 岁 3 个月的女孩，自生后 3 个月开始面部起痒疹，后渐延至四肢和全身，多处诊为婴儿湿疹，一直外用皮质激素治疗，有好转，由其父母带领于 2011 年 11 月 1 日前来就诊。家族史中其祖父哮喘、叔叔患花粉症。体查未见皮疹。血清 T-IgE>5000KU/L（正常<60KU/L）。

作者置两滴新鲜牛奶于前臂掌侧皮肤上，约 25 秒，孩子大哭，并以另一只手抓斑贴处，见局部发红，立刻按上法冲洗，两三分钟后，估计已不痒，孩子不再哭闹，渐安然入睡。

例 52：她贴冰后出现全身反应的处理

2013 年 9 月 26 日，一位女士多次休克，原因不太清楚，前来就诊。

这是一位 25 岁的女青年，每在运动后遇风全身起荨麻疹，有时从室内到室外，也会发生休克，半个月前又休克一次血压已为 0，昏迷。但患者称自幼洗冷水脸无反应。我怀疑她对冷高度敏感。但为什么对冷水无反应?

对这位十分敏感的患者，我们十分小心。首先，从平常斑贴的冰块上抠下一点冰渣（直径约 0. 8cm）置于她的前臂掌侧皮肤上（贴冰试验也是 IPT 的一种），我让她坐在我的身后以便严密观察。约 1 分钟，患者称斑贴处发痒，双耳后痒，并见其后颈和前胸上部开始发红，立即皮下注入1：1 000肾上腺素 0. 3ml，2 分钟后明显好转，5 分钟后症状和体征全部消退。取血检测和必要的处理后返家。最后诊断：寒冷引起的严重过敏反应。

IPT 虽较安全，但当患者十分敏感，仍可发生轻重不等的反应，应严密观察。如患者仅在局部出现反应，用凉水自上而下冲洗即可，如例 51；如出现全身反应，除局部冲洗外，应立即全身用药，首选肾上腺素，如例 52。

工作多年的进修医生说：“我还从没有见过如此敏感的病例，以后做皮试得加倍小心才是。”

此外，两例的IPT结果说明，即使是很安全的IPT方法，也可出现既快速又严重的症状。因此，在候诊室内的醒目处，贴上一张通告：“在皮试或进行免疫注射后发生了反应，应立刻找医护人员，以便及时处理”的字样。这是非常必要的。

过敏反应的严重程度与两大因素有关，其一，患者极为敏感；少许过敏原就会诱发严重症状；其二，虽然患者不太敏感，但接触或暴露于过多或强过敏原也会诱发症状。以上两例IPT后出现症状如此快速，与患者正处于极为敏感的状态有关。

以下记录了对例52的随访、观察和处理，已是属于“去敏治疗”的范畴了。

看来患者对冷特别敏感，温度不太低也可诱发十分严重的症状。对她的治疗从两个方面着手。

患者的主要问题是自身对冷太敏感，因此，入冬时，室内温度不能太高。其次，还要降低她自身的敏感性，为此，我给她开了抗过敏药——西替利嗪，让她较长期晨服半片（5mg）。

由于患者多次发生休克，过敏休克为低血容量性质，我告诉她：一旦出现休克如何及时做一些简单的处理，如尽快进入暖和的室内，多喝水，采取头低足高位等。有条件可立即皮下注入1∶1000肾上腺素。其他处理请参阅治疗篇中“二、急症的处理”一段。

患者临走时又问了我一个问题。

“去年大热天，我去看冰雕，怎么没有犯病?”

“你一定不是直接从酷暑走进冰室的，是吗?”

“是，在进出冰室前后，都要求我们在另一不冷不热的室内待半小时。”

“这样缩小了温差，你有一个适应的过程，所以你未犯病，特别适合你。”

1个月后来复诊，称：经上述处理后未再发生休克。

2014年1月25日来电话：

“在早饭前服西替利嗪则不出现症状，但在早饭后服药则皮肤上会起少许荨麻疹，请问，我应该在早饭前服药，还是在早饭后服药?”

我问：“出现过休克吗?”

答：“没有”

“那就早饭后服吧！起少许荨麻疹说明还有一点‘冷’在起作用，慢慢不起了，我们再减西替利嗪的剂量，使机体接触更低一点的温度，像这样不断调整药量，慢慢增加对“冷”的暴露，让身体适应和耐受冷的能力逐渐增强，直到完全恢复正常。”

这也是去敏疗法的一种，如果只是用药压住它，连少许荨麻疹也不让起，则停药后反而易犯。

患者又问：“我结婚了，想尽早有一个孩子，行吗?”

我说：“不行啊！用药吧！对胎儿不利；不用药吧！休克一旦发生，出现了缺氧，对你和胎儿都不利。别急，等一等，这病会好的。”

2014 年 4 月 20 日去电话，患者补充说：1 月份自己将西替利嗪减为 1/4 即 2. 5mg，3 月份外出，坐在车上全身起了荨麻疹，感觉要休克似的，几天前又起了少许。

我问：“现在服多少药?”

“1/4 片。”

“对你来说，减量太多，应慢一点，最好只减 1mg，应服剂量为 4mg。”

关于冷脱敏一事。建议用适合洗脸温度的热水泡足，随着水温慢慢降低，起到适应的作用。由于患者极为敏感，只能用这种方法。

他俩都是医生，手头已有1∶1000肾上腺素和抗过敏药备用。

五、蚕丝诱发哮喘的观察

20 世纪八九十年代之交，穿丝绵衣和盖丝绵被者较多，特别是小儿患者，而患者及其家人的自知率却很低（后调查约为 5%），有对丝棉过敏的患者是穿着丝绵衣吸着氧气来就诊的，诊断后避免的效果特别好。因此，我们又将工作重点放在蚕丝过敏上。

（一）蚕丝和丝绵简介

为什么研究对象是丝绵，而不是制作丝绸的蚕丝？一是当时丝绵应用广泛，更重要的是，在缫丝过程中一些多次断裂的蚕丝，不能用来织绸，收集起来成为丝绵，国外称之为废丝（silk waste，SW）作为衣被的填料用，因为没有做进一步的处理，这阶段它所含抗原成分更接近原始的蚕丝，较丝绸含有较多的、较强的过敏原成分。

蚕丝的外周是丝胶，中心部是丝素，引起过敏的主要是丝胶，因此，经过多次洗涤、处理的蚕丝（包括丝棉）及其织成的绸，很少引起过敏。

（二）开展了眼结膜激发试验

随着时间的推移，病例增多，在临床积累了一点经验。

为了提高病因诊断的准确率，除了以蚕丝提取液做皮内试验外，又开展了以蚕丝提取液做眼结膜激发试验（conjunctive provocation test，CPT）。CPT 具有操作简单、出现的症状明显易于观察、比较安全、小儿较乐于接受的多种优点，是病因诊断的一个重要辅助手段（图 21，见书末彩色插页）。CPT 又称为眼试验（eye or ophthalmic test），始于 1873 年，当时是用花粉做 CPT 以诊断花粉症。

人的眼结膜一般每 mm^3 有 5 000~7 000 个肥大细胞，因而眼虽不是哮喘和过敏性鼻炎的靶器官，仍易诱发出显而易见的症状。CPT 适用于查找花粉症、过敏性结膜炎、过敏性鼻炎/哮喘的病因。

CPT 只涉及一只眼，因此诱发的眼症状也只局限于该眼。但如不慎在揉眼时意外地将过敏原带进了另一只眼，则症状为双侧，应加以注意。

我们对多例蚕丝过敏者做了 CPT，并与支气管激发试验（bronchial provocation test，BPT）以及鼻激发试验（nasal provocation test，NPT）进行了比较，结果阳性率与之相近。上述优点使 CPT 成为呼吸道过敏性疾病病因诊断的一个重要佐证。

（三）完成了多项体外实验

部分病例的血清作了蚕丝特异 IgE 抗体的检测，由段淑琴老师完成。Lockey 教授实验室的 Rosa 老师完成血清蚕丝蛋白带 SDS-PAGE 分析和免疫印迹技术的电泳分析（图 22，见书末彩插）；血清室陈定一等老师完成蚕丝特异 IgE 的抑制试验。上述多项实验结果均记载于国内外发表的有关文章中。

（四）蚕丝过敏者要多方寻找蚕丝的源头

丝绵是强过敏原，对之过敏者较多，确诊的患者在避免丝绵制品后，症状明显减轻，甚至消退。但也有一时找不到蚕丝的源头，要尽力多方调查。

例 53：患儿中午哮喘的原因

一 3 岁小儿近半年来常于中午哮喘，原因不明来就诊。经多方检查证实他对蚕丝过敏。但其家人一再否认家中有任何丝绵制品，小儿犯病如前。这是什么原因？经深入调查了解到，原来孩子在托儿所午睡时邻床小朋友盖的是丝绵被，源头找到了，避免后孩子很快就不喘了。

一位 4 个月发病的婴儿，丝绵的藏身处竟是尿垫。

（五）绘制出首次发病年龄和性别分布图

由于诊断不限年龄，包括所有来就诊的蚕丝过敏的小儿和成人。253 例蚕丝过敏患者的就诊年龄从 2 岁到 66 岁，首次发病年龄为 4 个月到 66 岁。

由于诊断依据阳性的皮内试验和 CPT（其中 228 例根据阳性的蚕丝皮内试验和阳性的 CPT，25 例根据≥+++的强阳性皮内试验诊断），诊断的准确率较高，再加上就诊不限年龄，病例也较多，我想何不就此绘出一个发病年龄和性别的分布图，我们终于绘制出了 253 例蚕丝诱发哮喘的首次发病年龄和性别分布图（以各年龄段的构成比计）（图 23）。该图示一些有趣的现象，253 例患者中男女之比相近，为 1.2∶1（136∶117）；以 15 岁为界，≤15 岁的儿童组则以男性为主，占儿童组的 71.4%（105/147），成人组则正好相反，女性占了成人组的 70.8%（75/106）。两个首发年龄高峰在 5 岁以下和 20 到 30 岁之间……。

年龄范围	总数	%	男		女	
			例数	%	例数	%
-5	102	40.3	75	55.2	27	23.1
-10	35	13.8	23	16.9	12	10.3
-15	10	4.0	7	5.1	3	2.6
-20	14	5.5	4	2.9	10	8.6
-25	16	6.3	3	2.2	13	11.1
-30	39	15.4	13	9.6	26	22.2
-35	18	7.1	4	2.9	14	12.0
-40	9	3.6	3	2.2	6	5.1
-45	6	2.4	1	1.5	4	3.2
-50	2	0.8	0	0.0	2	1.7
-55	1	0.4	1	0.7	0	0.0
-60	0	0.0	0	0.0	0	0.0
-65	0	0.0	0	0.0	0	0.0
-70	1	0.4	1	0.7	0	0.0
总数	253	100.0	136	99.9	117	100.0

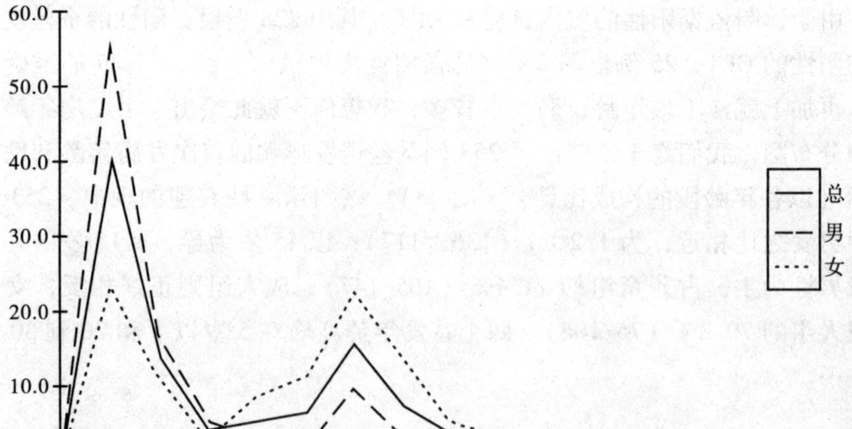

图23　253例蚕丝致哮喘的首发年龄和性别分布（以各年龄段构成比计）

（摘自作者发表于《中华微生物学和免疫学杂志》1996年1月第16卷增刊《蚕丝致变态反应哮喘的发病和性别分布特点》）

该图也折射出吸入过敏原诱发哮喘的一般发病规律。这个专题和图示，尚未见于国内外文献。

（六）研究结果以论著发表于国内外过敏反应杂志上

有关丝绵过敏以第一作者发表文章 8 篇，其中论著 5 篇，包括以论著形式发表于国际过敏反应权威杂志《Annal of allergy》1990 Vol 64，375-8 上，题为“Silk induced asthma in children：a report of 64 cases”（图 24，见书末彩色插页）。

六、小儿过敏反应方面

我曾在小儿科临床工作多年。来变态反应科后，遇到许多新的东西，我努力学习和工作，希望自己能在小儿过敏反应方面作出一点成绩。这个想法得到张庆松教授的支持，以后一直得到叶世泰教授的支持和帮助。

我将患儿父母提出的诊治问题，从实践中，从书本中寻找答案，再回过头来解决临床问题。在解决临床问题的同时，我也在不断获得经验。

（一）探寻小儿最早皮试年龄

在临床，我们遇到的第一个问题是，接诊年龄多大为宜？这又引出另一个问题，多大年龄就可以做皮肤试验了？

文献称，新生儿已能合成 IgE 抗体，但由于抗原刺激较少，生成的特异 IgE 量也很少，平均到了生后 21 天，随着暴露于外界抗原的机会增多，特异 IgE 的生成也随之增加，皮肤试验就可能出现阳性反应了。

据此，我们得出这样的结论，就诊可不限年龄，出生 1 个月后就可做皮试了。这样小儿的接诊年龄和皮试年龄可提前到早婴时期。到目前为止，接诊的最小年龄为 2 个月零 20 天。

我们从病例登记中总结出第一篇论著文章，“小儿变态反应性哮喘病因分析”发表于 1984 年的《中华儿科杂志》上，其中就包括 1 岁以下的婴儿。这是国内关于小儿过敏的首篇论著文章。

（二）关注各种过敏性疾病中的小儿

在我们开展的每项工作中，如前面介绍的蚕丝过敏和变应性支气管肺曲菌病等都有小儿的身影。我们还开展了适合小儿的皮肤试验、多种激发试验（包括非致病菌过敏的激发试验）、排除诊断、疫苗接种过敏的预测，以及对免疫治疗做了适合小儿的改进等工作。发表有关文章 20 余篇。

总之，任何过敏性疾病只要有小儿的身影，我都会给予充分的关注。

七、提高免疫治疗起始浓度的探索

（一）问题的提出

由于制备的过敏原中，最强的是北方多见的蒿草花粉抗原，它引起的花粉症发病高峰在 7、8、9 三个月，因此，为了避开蒿草花粉飘散的高峰期，一般从 10 月初开始免疫治疗。如皮内试验≥（+++），起始浓度至少应从 12 号（原液的 10^{-12}）开始，然后依次 10 倍递增浓度，这样到了次年 7 月，高度敏感的患者还没有注射至起作用的 2 号（10^{-2}）。

1997 年的一天，我们讨论了这个问题。

以蒿草花粉提取液为例

皮内试验浓度为 3 号（10^{-3}），注射量为 0.01~0.02ml。

这个剂量相当于 4 号（10^{-4}）0.1~0.2ml；也相当于

5 号（10^{-5}）1~2ml；也相当于

6 号（10^{-6}）10~20ml。

如果 3 号（10^{-3}）0.01~0.02ml 皮试未出现全身反应，以 6 号的 0.1ml（相当于皮试剂量的 1/100）作为起始浓度和剂量，应该更不会发生全身反应。

如果强过敏原蒿草花粉照这样免疫成功，那其他的过敏原就更可以将起始浓度提高了。

还有一个问题，我们的皮试是皮内注射，免疫治疗是皮下注射，是否有所不同。我想虽然注射部位有所不同，但都进入了体内，只是吸收的快慢不同而已。

（二）开始实践

有了理论上的认识，还需实践来证实。从上世纪90年代后期，我开始了临床的探索。

1. 病例的选择 作者选择于夏秋季出现花粉症症状、其皮内试验蒿草花粉≥（+++）的患者；16年来，如无特殊情况，凡符合该条件的患者，全部接受了这种免疫治疗。

2. 临床实践 以6号0.1作为第一针开始免疫治疗，这样起始浓度和剂量相当于皮试剂量的1%。

3. 严密观察 虽然上面的推论不会发生全身反应，但为了确保安全，每例患者都在我门诊接受第一针注射，并观察30分钟。以护士长张伟为首的护士同仁们，她们精心注射，仔细观察，至今已17个年头，无一例出现全身反应。感谢叶主任一再传话让我小心谨慎些；感谢护士们一个不落地为患者注射这至关重要的第一针。

（三）经验总结

这个改进将起始浓度提高了约百万倍，使一些高度敏感的患者治疗疗程缩短了约30周。17年的实践证实这方法也是安全的。

不过这些患者在以后的治疗过程中，随着浓度的增高以及出现了其他危险因素，仍可能在注射脱敏针后出现全身反应。因此，患者一旦出现全身反应，应详问病史，找出引起症状的真正原因。

例54：他不是对脱敏液过敏而是对桃干过敏

患者，男，17岁。诊断：蒿草和葎草花粉症伴多种水果过敏（自称除橘子外，对所有水果过敏）。开始免疫治疗日期：2008年12月18日。

2009年1月8日接电话，称于2天前下午4时，注射6号0.4 ml，于7时刚吃晚饭2分钟出现了全身反应，包括眼鼻过敏和全身起荨麻疹。

我问："打针前后运动没有?" 这个问题很重要，因为打针前后运动易引起全身反应。

答："没有。"

我又问："晚饭吃的什么？"因为他刚吃晚饭两分钟就出现了过敏反应。

答："鱼，但过去常吃不过敏。"

问："吃水果了吗？"因为他对多种水果过敏。

"没有。"

我为什么要刨根问底地追问下去，因为这个剂量只有皮试时所用剂量的4%，皮试未出现全身反应，只有它的4%怎么会出现反应？

我继续问下去："打针后你还吃过什么东西？"

答："桃干"

"吃了多少？"

"很多"

"有10个吗？"

"不止"

终于找到了原因。桃干原来是水果，干后过敏性会大大减少，但经不住他吃得多。据此，我基本否定了全身反应与免疫注射有关，并要求在严密观察下继续按递增量注射，后未再出现反应。

当地医生认为系打脱敏针所致，准备将下次减为6号0.2ml注射。

从该例可知，免疫治疗后出现了全身反应，在查找原因上，详细询问病史是很重要的。

八、排除试验和体内激发试验

过敏性疾病的病因探寻十分重要，因为病因的避免可使疾病很快好转，甚至豁然痊愈。这是变态反应科的魅力所在，也是有别于其他科的地方。病因的探寻可以排除试验和/或激发试验进行，排除试验既是诊断手段，也是一个治疗方法，而且安全，但需观察一段时间才能确定，例39就是一个例证。此外，长期误为过敏病的其他病，如刺激性皮炎（例18）、刺激性咳嗽（例19）也是通过排除试验作出诊断的。

激发试验确定病因较快，但易出现反应，需要严密观察。变态反应科必用的皮肤试验，就具有激发性质，有出现全身反应的风险。其他的体内激发试验也是一样，均应严密观察，并作好急救的充分准备。

二者（排出和体内激发试验）只探寻病因，不说明致病机制，致病机制应结合病史考虑。由于体内激发试验有一定风险，只在当前的条件无法确定病因时应用。

根据患者的需要，我们开展了如下几种体内激发试验。

(一) 口服激发试验

1. 口服维生素C激发成功

例55：她对富含维生素C的食物过敏

1984年7月，我接诊一3岁半女孩，其父称：患儿于生后6个月喝西红柿汤后，右侧面部起一片红晕，此后在进食多种富含维生素C的食物如西红柿、萝卜、柿子椒、苹果、樱桃、杏仁以及发酵太过的面食等后，右侧面部一固定部位立即出现一同样大小的红晕，5分钟至半小时消退，不留痕迹。

在门诊，我们先以维生素C液做皮肤点刺试验为阴性，继让孩子口服维生素C一片（0.1g），1分钟后，右面部出现红晕，5分钟后右面部红晕明显（图25，见书末彩色插页），7分钟后红晕消退，未留下痕迹，激发成功，证实其父所述，是维生素C引起的反应。

在口服激发时，作者敢给患儿口服一片（0.1g）维生素C，是因为病史中多次服可疑过敏食物，从未出现过严重过敏反应。

但从其症状和红晕发生和消退的时间看，至今无法以现有的、任何免疫致病机制来解释。

2. 口服阿司匹林激发试验

（1）阿司匹林简介：阿司匹林又名乙酰水杨酸（acetylsalicylic acid，ASA），和非甾体抗炎药（nonsteroidal antiinflammatory drugs，NSAIDs）合称为ASA/NSAIDs，即一般称的消炎镇痛药或镇痛退热药。它们是世界范围最常用的药物之一，也是最常诱发过敏的药物之一。这类药物诱发过敏的确切机制尚待进一步证实。

（2）阿司匹林诱发过敏的特点：本病之所以重要，原因之一是它常暗藏于一般的哮喘病中。在成人的哮喘病中，ASA诱发哮喘的发病率为10%~14%，儿童哮喘病中为2%~6%。因此，在原因不明的哮喘病中应想到此类药物诱发的可能，进行必要的检查。在成人ASA诱发的哮喘多合并过敏性鼻炎、慢性鼻窦炎、鼻息肉等，故又称为ASA三联征或综合征。而在大多数儿童，

ASA 仅诱发哮喘。

（3）口服激发的具体掌握：由于本病不能依靠皮肤试验和血清检测诊断。诊断主要基于病史，如已知这类药物诱发哮喘≥3 次可确诊，不必再口服激发。病史可疑者需做口服激发试验（oral provocation test，OPT）。OPT 应于发作间歇期进行。以 ASA 激发的起始量根据患者的年龄和既往诱发症状的剂量及严重程度而定，每剂观察 3~4 个小时，无症状始依次递增，但最大量不得超过该年龄患儿的常规用量或成人常用量，如出现症状和/或 PEF 下降 16%以上，可确诊并中止试验。

例 56：误服阿司匹林诱发严重症状

这是一位 11 岁女孩，哮喘反复发作 8 年，于 1983 年 5 月 17 日来我科就诊。

病史是，8 年来哮喘反复发作，3 年来长期口服泼尼松控制哮喘，后发现肺结核停服。2 年前服安乃近一片，约 1 个小时，喘加重，全身起风团，面肿，后治愈。曾服去痛片（含非甾体抗炎药）全身起风团、发痒，但不喘。家中无过敏患者，体检精神好，也未闻喘鸣，皮内试验吸入过敏原均为阴性，未用药，继续观察。

一周后以感冒服抗感 5 号（含阿司匹林）4 片，1 小时后发病，急来我科就诊，当时患儿烦躁不安，喘重，不能平卧，全身起大片红色风团，双肺闻喘鸣，住院急救愈。

患儿此次发病，虽然不是我们激发所致，但有一些教训可资吸取。

第一，从病史来看，病因基本确定，且出现症状较重，不宜做激发试验。

第二，激发不应用复方制剂，起始量也应参考病史而大幅度减少。

第三，警惕 ASA/NSAIDs 各类药之间存在的交叉过敏性。

（二）皮下注射激发试验

例 57：患儿在皮下注射菌苗后出现哮喘

这是一位 3 岁男孩，以咳喘 1 年多，近 2 日哮喘加重来我科就诊。平时症状多发生于感冒后，近半年来，每月轻喘一次。祖母和父亲患过敏性皮炎。体检：一般情况好，双肺未闻喘鸣。常见吸入过敏原皮内试验，仅屋尘呈（+）

的阳性，余均为阴性。

考虑感染性哮喘可能性大，给予气管炎溶菌菌苗（以下简称溶菌苗）治疗。于就近医疗单位注射，两周内皮下注射 4 次，依次为 0.4ml、0.8ml、0.3ml、0.3ml（0.3ml 同剂量两次）。其父母反映，每于注射后半小时左右发生哮喘，服 1/3 复方氯喘片（含氯喘片、去氯羟嗪、溴己新）后 0.5~1 小时缓解。

疑为溶菌苗所致，乃以溶菌苗做皮肤点刺试验（SPT），并分别以 0.1%盐酸组胺和生理盐水作阳性和阴性对照，结果溶菌苗呈阳性反应。其父母作同样试验为阴性。

这是我第一次遇到的问题，单纯依靠阳性的 SPT 还不能确定病因，应继续探寻下去。

第一步，在门诊，我以他曾用过的、未引起严重症状的溶菌苗剂量（0.3ml）进行皮下注射，结果肺部出现了哮鸣音，PEF 从激发前的 130 L/min 降为 0，但精神好。于口服 1/3 复方氯喘片后双肺喘鸣消失，PEF 亦恢复至 140L/min，激发成功。

第二步，溶菌苗中含有三种非致病细菌抗原，是哪一种引起的反应？在北京生物制品研究所于淑萍研究员的支持和帮助下，以溶菌苗中包含的 3 种细菌抗原成分（奈瑟球菌、白色葡萄球菌、甲型链球菌）分别做皮内试验（其含氮量均为 0.027mg/ml），结果奈瑟球菌抗原呈阳性（风团直径为 10mm），24 小时后风团始消退，其余细菌抗原为阴性。

患儿溶菌苗的 SPT 和奈瑟球菌皮内试验均呈阳性，我们为了除外假阳性反应，对 20 名健康者作了对照试验，结果均为阴性。

血清 T-IgE 1400U/ml（当时正常值为 454±243U/ml）。最后诊断：气管炎溶菌苗（以奈瑟球菌抗原引起的可能性大）致过敏性哮喘。

嘱患儿家人以后再勿以非致病菌菌苗治疗疾病，有呼吸道感染征兆应及时取痰做细菌检查。一般感染性哮喘会随着患儿年龄的增长而好转、痊愈，预后好。

例 58：甲型链球菌引起的哮喘

一 10 岁半男孩以咳喘 9 年，来北京协和医院变态反应科就诊。

患儿常于感冒半天后哮喘。祖父有哮喘史。体检一般情况好，双肺闻哮鸣。以常规吸入过敏原和 3 种非致病菌抗原成分（奈瑟球菌、白色葡萄球菌、甲型链球菌）做皮内试验，结果仅甲型链球菌为（++），其余两种为阴性。

次日双肺哮鸣消失，PEF 为 325 L/min（属正常范围），皮下注射甲型链球菌 0. 3ml 做激发试验，30 分钟后双肺出现哮鸣，PEF 下降至 270 L/min，下降 16. 9%。最后诊断：甲型链球菌致哮喘。

由于激发用量较小，诱发的症状和 PEF 的下降均较轻微，很快恢复正常。

上面介绍的两例是我第一次诊断 IgE 介导的非致病菌引起的过敏性哮喘。我嘱咐其家人避免孩子感冒，并告诉他们不必紧张，如无合并症，一般来说预后好。但如以后仍常犯，应检查一下孩子的免疫力。

我将这种少见的病例发表于 1984 年的《中华儿科杂志》上。

我曾经进行过口服激发试验（OPT）、眼结膜激发试验（CPT）、皮下注射激发试验。

根据自己在进行体内激发试验的点滴经验和体会，提出以下几点供大家参考：

首先，以下几种情况勿进行体内激发试验。

1. 已明确诊断者。

2. 病史中诱发症状较重者。

3. 心脏病和高血压及其他慢性病。

决定进行激发试验的注意事项。

1. 患者处于过敏性疾病的缓解期。

2. 近 3 日未用过抗组胺药。

3. 必须在有经验的医生指导和严密观察下进行。

4. 作好急救的充分准备。

九、经验、教训的总结

（一）为年轻医生写文、著书

通过临床实践，我将学到的许多知识、积累的点滴经验整理成文发表，或编著成书出版。

1. 在国内外以第一作者发表文章 70 余篇。其中包括以论著形式发表于

《Annals of Allergy》vol. 65，no. 5，pp. 375-8，1990。

2. 1997 年，写出第一本以小儿为主要对象的专业书《变态反应性疾病的诊治（从婴儿到成人）》，半年后再版；2002 年《呼吸系统变态反应诊断治疗学》出版。

由于它们来自临床，比较实用，受到大家的欢迎。

（二）参与专著撰写 13 本

除参与叶世泰教授、顾瑞金教授主编的多本变态反应专著外，还参与 2002 年 第 7 版《诸福棠儿科学》、2005 年吴希如，李万镇主编的《临床儿科学》、2005 和 2011 年第一、二版蔡柏蔷、李龙云主编的《呼吸疾病学》等专著的撰写。

（三）为患者写文、著书

2006 年编著《解读过敏》一书；在《大众医学》、《健康报》、《鞍山科普》、《医学论坛报》等报刊发表多篇文章，向患者传播过敏方面的科普知识。

（四）获奖情况

1. 由于在国内首次发现 ABPA，获 1986 年医科院级奖。

2.《变态反应性疾病的诊治（从婴儿到成人）》，1998 年再版，获医科院级奖。

综 合 篇

只要门诊有空暇时间，我就会与患者聊，告诉他们一些有关健康的知识。

一、香烟烟雾对人的危害和防控

例 59：父亲吸烟幼儿捂他的嘴

一 2 岁男孩由其父带领，来我科看哮喘病。他们一进来，我就闻到孩子的父亲满口烟味，待病看完后，我问其父：

“你吸烟，孩子会怎么样？”

“他用手捂住我的嘴。”

“看来你吸烟他很难受。香烟有百害而无一利，对你对孩子都不利，为什么不戒掉？”

“我抽的都是进口烟。尼古丁含量少。”

“即使尼古丁含量少，经不住你抽得多呀！来，这本书里有一段文章你看看。”

书中写道：“由于吸烟给吸烟者和被动吸烟者的身体带来许多危害，1997 年 5 月 27 日，世界卫生组织在世界无烟日（5 月 31 日）的前夕公布，目前全世界吸烟人数已达 11 亿，其中 8 亿在发展中国家。许多国家和地区包括俄罗斯、美国、英国、法国、日本、德国等都在烟盒上写有警语。一些发达国家烟民正在不断减少，因而他们的烟草商转而向发展中国家进攻，我国成了他们瞄准的最大市场，他们大做广告。就以 1995 年为例，仅美国一年就从我国赚走了 30 亿元…。”

“原来你是外国烟草的推销员！”我笑着说：

他直点头说："是！是！一定戒！一定戒！"

我又补充说："戒烟不只为您好也为你的孩子，更为这个社会好。"

例 60：父亲吸烟我就喘

8 岁男孩由其父母陪同于 2009 年 7 月 23 日从外地前来就诊。病史是 4 年来反复咳嗽哮喘，无季节性，日夜均犯，夜重，需坐起。吸舒利迭，口服顺尔宁效果差。个人过敏史：幼曾患湿疹，已愈。3 年前换新枕睡侧面红肿伴咳，换枕后好。体检：精神好，双肺清。

皮内试验混合夏秋花粉（+++），蒿草、豚草和葎草花粉为（-）。血清检验总 T-IgE 158KU/L，特异 IgE 多项夏秋花粉 0 级。

皮试结果应呈季节性发病，可患儿却为常年性发病，花粉过敏最多见的五官过敏症状患儿也不明显，这是个什么问题？需再问病史。

"你在室内犯得多，还是室外犯得多？"

"室内。"

"家中装修了吗？"

"十年前装修的。"

"有没有买新家具？"

"没有。"

"家中有没有人吸烟？"这一问，问出来问题了。

其父答"我吸。"

"多少？"

孩子的母亲补充"每日一包半"即 30 支。

我问孩子"你父亲吸烟，你感觉怎么样？"

"呛咳"他又补充"他常将睡里屋的妈妈呛醒。"

看来这是问题所在，也解释了为什么孩子常年犯病和日夜均喘且室内多犯的主要原因。

我开了治疗哮喘病的普米克都保和临时止喘的万托林，并嘱其父减少吸烟量，孩子避免吸入二手烟。

2009 年 11 月 22 日去电话询问情况。知用药后一直未喘，经常开窗通风换气，其父吸烟未减。

我嘱其将药减量，劝其父先减为每日吸 5 支烟，逐步达到戒烟，因为我听说，每日 5 支以下的烟量对人伤害较小。

（一）香烟烟雾对人的伤害

一研究所副主任指出：更为严重的是，90%的肺癌、70%的慢性阻塞性肺疾病、25%的心脏病都是吸烟或吸二手烟引起的。吸烟还会引起过敏性鼻炎和支气管哮喘的发病增多和加重。

香烟烟雾主要是PM2.5，其中大部分是PM1，对人的伤害很大。

先谈谈什么是PM？什么是PM2.5？

PM是英文particularic matter的缩略字，译为颗粒物，颗粒物直径（简称粒径）以μm为单位，如PM2.5泛指粒径≤2.5μm的颗粒物，称细颗粒物（2.5μm的粒径还不及头发丝直径的1/20呢！）。颗粒愈小，悬浮在大气中的时间愈久，被人吸入的机会愈多。同时，颗粒愈小，愈容易进入肺的深部，甚至穿过肺泡进入血液，对人的伤害更大。因此，受到人们普遍的关注。

至于慢性咳嗽、支气管炎、支气管哮喘等肺部疾病的发病都伴随着大气中可吸入颗粒物水平的增多而增加。

有人观察到，父母吸烟将使被动吸烟的小儿发生哮喘或使哮喘加重，孕妇吸烟可使婴儿在出生后肺功能降低。

有人做了这样的观察，在一个35m^2密闭的室内环境，其PM2.5为30$\mu g/m^3$，空气质量为优，吸第1支烟后，PM2.5很快升至400$\mu g/m^3$；吸第2支烟后，PM2.5升至800～1200$\mu g/m^3$。如在密闭的室内环境同时点燃3支烟，PM2.5为2000$\mu g/m^3$，而室外严重污染时PM2.5为900$\mu g/m^3$。这些观察说明香烟烟雾有时猛于雾霾。

（二）认识不足的现状及其严重性

一个全球的调查《2010年全球成人烟草调查》指出：3/4中国人不知吸烟对人的危害，2/3中国人不知二手烟对人的危害。

有关专家指出，我国是全球最大的烟草生产国和最大的消费国。目前全球有10亿烟民中我们占了30%，有3亿多，受二手烟害的约有7.4亿人，每年死于与烟草相关疾病的超过百万人（2004年1月4日焦点访谈）。每年烟草销售所得远不及烟草引起疾病的医疗花费。

政府虽然多次发文，因多种原因，控烟不力，到处是名烟名酒店，青少年吸烟者日增。

（三）满怀希望看未来

2014 年 11 月国务院有关单位提出《公共场所控制吸烟条例（送审稿）》，大意是禁止任何人在一切公共场所吸烟。2014 年 11 月 28 日，北京人大常委会通过《北京市控制吸烟条例》，从 2015 年 6 月在本内公共场所室内全面禁烟。

（四）个人和家庭的防控

由于吸烟有成瘾性，戒除有一定的难度，但想到吸烟不只给个人带来疾病和痛苦，还眼睁睁地看着最亲的人因吸入二手烟，患上难以治愈的慢性疾病。想到这些，我们一定能戒掉。

二、与患者聊血脂

例 61：我劝大腹便便的年轻人管住嘴

2000 年 7 月 11 日，一位男性患者由另一位男性陪同进了诊室，陪来的人从外表看像是患者的父亲，我在心里胡猜。二人都很胖，肚子挺得老高。在反复询问后，我知道患者就诊的主要问题是：皮肤奇痒、起疹多年，背上多，晚上重，冬天较轻。检查发现背部确有许多丘疹、也看见了抓后留下的累累痂痕和色素沉着斑点。而胸前一点也没有。

再一问，每到夏天，床上铺席已有多年，皮试尘螨阳性。问题找着了，就在这编织的席子的缝隙中，极易藏尘螨，我嘱咐他去掉席子，睡床单，或用开水烫席，烫后晾干再用。即使以后铺床单，也易藏尘螨，也应常烫洗。我告诉他们尘螨的主要藏身处，记住一个顺口溜：

众人寻它千百度　蓦然回首　这虫却在被、枕、床单处

检查中，我发现患者肚子特别大，年龄却只有 33 岁。当时又有空，我管起“闲事”来。

“抽烟吗？”我问

“基本不抽。”

“喝酒吗？”

“喝。”

“多少？”

“一次能喝8、9两白酒。”

“多少时间参加一次宴会？”我问。

陪的人说了：“1个月约有20天，没法。”

患者指着陪的人说：“他比我还小一岁，只有32岁呢！”

我更惊讶了，不敢告诉他们我刚才的猜想。

我说：“你的病虽然痒得难受，但不是大问题，可以好。血脂高吗？”

“高。”

“这才是影响健康的大问题，虽然这已超出我的主题，但我也要告诉你们。干什么的？”

“金融，这工作总是需要应酬的。”他们说。

后来我知道他们是从事会计和出纳工作的。

我说：“常参加宴会看来是好事，实际却是坏事，常大吃大喝会影响健康、寿命的。脂肪不只存在肚皮里，也沉积在血管内，使血管内径变细或发生斑块，这样就容易发生堵塞，全身到处都是血管，血管堵塞发生在脑里就是脑栓塞，堵塞在肺就成了肺栓塞，管心脏的血管堵了，就会发生心肌梗死，你们可要小心啊！

“你们年龄并不大，可看起来要比实际年龄大一些。”

我将这句话说出来，是想刺激、吓唬他们一下，希望他们幡然醒悟，我是真心为他们好啊！

“千万注意多吃蔬菜水果、多运动。”

他们连声称谢而去。

何裕民教授说：健康指数量腰围更合理，中国人的腰围，成人男性上限为90cm，女性上限为80cm。人的胃肠道适合以素食为主的杂食。

记住：腰围越长，寿命越短。微饿有助于健康。

三、罕见的视网膜脱离原因

例 62：她要求我保住她的右眼

一位花甲老人于 2011 年 9 月 14 日来我院变态反应科就诊。她因眼疾左眼已失明，要求设法保住右眼来就诊。

她的病史是，双眼奇痒 11 年，每年春 4、5 月和 8、9 月双眼痒、喷嚏多、清涕多，过了这个季节就全好了。

这很像一个花粉症，但为什么她特别提到眼痒？

我问“眼怎么痒?”

她说：“眼真是奇痒难忍，好像上百条小虫在眼里蠕动，真想将眼抠下来，我用力揉直到把眼揉痛才解痒。口服一般止痒药或点眼药均无效。但发病季节一过，眼就不痒了。2010 年 5 月的一天，左眼突然出血，诊断为视网膜脱离，以激光治疗无效。现左眼只有光感，能见人影，右眼视力正常。医生多次治疗无效，说与过敏有关。”

她那么迫切地希望我们能保住她的右眼。

检查：双眼结膜充血，角膜光泽。经皮试和验血诊断为春季和夏秋花粉症，表现为过敏性鼻结膜炎。

免疫（脱敏）治疗的年龄范围是 5~60 岁，她已过了这个年龄，不用免疫治疗吧，这是保住右眼光明的唯一希望。考虑再三，我们决定在严密的观察下进行脱敏。

于 2011 年 9 月 28 日开始免疫治疗，发病季节辅以色甘酸钠滴眼液，后加用研立双（吡嘧司特钾滴眼液），口服西替利嗪。

2013 年 12 月 9 日最近一次复诊，免疫治疗已两年多，患者称一年多来偶轻痒，基本不痒。左眼未继续发展，右眼视力无变化，继续维持免疫治疗观察。嘱就诊眼科复查眼底。

不久她告诉我，原来的医院眼科称检查结果左眼底视网膜脱离如前无变化，右眼眼底正常。

分析：根据患者出现的是眼鼻过敏症状，多年来发病有鲜明的季节性，经皮肤试验和血清检测证实，可确诊为春季和夏秋花粉症。视网膜脱离也经多个眼科医生检查确诊。当前的主要问题是：视网膜脱离是否为花粉症的眼部奇痒，而用力揉的结果？关于这个问题，各医院眼科医生意见不一。

查阅一篇综述“Management of ocular allergy”《AAAI》，Vol 75Sep 1995。文中提到“Spontaneous retinal detachment is said to be more common in patients with atopic dermatitis than in the general population. This would appear to be a rare complication of ocular allergic disease.”

我意译为：自发的视网膜脱离在特应性皮炎患者中较在普通人群中更常见，而在眼部过敏性疾病中，这似为一个罕见的合并症。

1965年一篇登于Brit J. Ophthol，1965 Vol 49的文章“Retinal detachment associated with atopic dermatitis and cataract ”文中提到一位22岁患者视网膜脱离的病例，她也有一个枯草热（hay fever）即花粉症（主要表现为眼鼻症状）的过敏史。

在两年多的脱敏治疗观察中，我们保住了她的右眼。因此，我们同意这样的看法：她的视网膜脱离，很可能因花粉症眼奇痒后的用力揉压所致。

体　会

一、相助、协作、相知

几十年来，我从对变态反应一无所知，到积累了一点经验，能更好地为患者做一点工作，与科内外、院内外许多同事的帮助、协作分不开。

为了提高临床诊疗水平，需要朋友的相助以及较长期的协作。我常回忆起他们的热情相助，在我们工作有困难的时候，伸出了援手，还帮助我们认识了新的事物。

协作中互相取长补短，诊治水平不断提高。实验方面，他们探索着新的方法；在临床，通过我们的努力和实验工作的支持，提高了疾病和病因的诊断率，患者得到正确的治疗，使他们从病痛中走了出来。在为患者的诊治中，我们在相互切磋、相互帮助中，建立了友谊。

我还特别要提到，这一桩桩、一件件，热情相助、互相协作的往事，都是在没有给予任何资金支持和报酬的情况下完成的。我们是为了一个共同的目标走到一起来的。这“共同的目标”就是“以病人为中心（见光明日报，2013年12月10日）”，就是全心全意为患者服务。

二、问、随访和记录的重要性

在临床诊治中，要勤问，勤思考，经过多方面寻找答案，直到临床问题解决了，医生也积累了经验。

我问一位进修医生：“这一个月有什么问题?”

答：“没有”

“我想，一定有一些东西与你擦肩而过了。多问，问老师，问患者，问书本，对患者好，你也获益，这是双赢。”

说到随访。谈谈我的一点体会。

几年前，当我上特需门诊时，除取血后需要复诊者外，我还将需要随访的患者也转到普通门诊继续诊治，因为只有这里才能做到长期观察。当我只上普通门诊后，我有更多的时间仔细诊治患者，患者得益，我也从中受益，因为在长期观察中，我不断获得新的东西，这是金钱换不来的，从深层次计得失，我乐此不疲。

此外，诊断不明和重症患者需要随访，而随访应有记录。

我来北京协和医院变态反应科，一开始就登记了我诊治的每一位患者，当时的目的只是为了学习，后来发现它们还另有许多用处，通过登记的病例，我学到许多过敏反应方面的知识，了解到过敏性疾病发生的一些规律，看到疾病发生的新动向。现在它们又帮我回忆起几十年来的许多让我感动的人和事。

三、时间的安排

2013年9月，我在武汉同济医院过敏反应科召开的一次全国会上以“关爱病人 学会分析”作了初讲，受到了大家的欢迎。

会后，有医生问：“你怎么有那么多时间？”

我告诉他们，时间是固定不变的，在时间的安排上，要分清轻重缓急，掌握“要事优先”的原则，小事则利用零碎时间去完成。在一段时间只能安排一件要事，如果同时要作几件大事，就会什么事都做不好。

但也不要成了书呆子，脑力劳动是体力劳动的休息，反之，体力劳动是脑力劳动的休息，要劳逸结合安排时间。

四、体谅和关爱

又有医生对我说：“对大多数患者，我的态度是好的，但有的患者态度不好，我就有些烦。”

我说：“我也遇到过这种情况，不过想一想他们可能对自己的病不了解，有恐惧感，或是为了挂号，排了一夜队，心烦意乱。我曾遇到一位患者，连夜坐火车从河南来京，早上到，每次我都给她加了号，但必须看完正号后才为她诊治。从她们的角度想，一夜未睡，为了采血也未进食，还要等很久才轮到自己，心烦是正常的，多几分体谅，几句安慰话，她们的心烦就会减少许多。"

"还有一种情况，患者期望太高，一位慢性荨麻疹患者从外地前来就诊，满怀希望治好她的病，看完后，她的丈夫回过头来说了几句难听的话，当时我虽闭口未言，心中却很不高兴。后来想想，我的解释工作没有到位，换个方式，可能就好多了，这样一想，问题还在我，也就不生气了。"

2012 年的一天，记者在采访我时问道："您如何看待目前的医患关系?"

答：从医生的角度看，我认为，医患关系中，医方是主要方面，就拿内科疾病来说，很多都不能治愈，所以患者的思想负担很重；但是很多病是可以得到控制的，在这种情况下，患者最需要的是看到希望，得到安慰和鼓励，而这一点，恰恰是所有医生都能做到的。现在门诊患者太多，医生有些应接不暇，但对重点患者耐心作好解释仍是必要的。多一些理解，多一分关爱，将患者的恐惧感、失望、担心等心理问题，化解在萌芽阶段。

近年来，不良事件、恶性事件时有发生，原因很多，但就整体而言，医患关系是好的，患者仍然是渴望我们救助的庞大群体。在与病魔斗争中，医方和患方应该是亲密的战友。

中央广播电台中国之声多次讨论医患关系问题，也谈到美国的情况，包括提高医生的待遇问题。在这里我仅作一点补充。

1993 年，我曾出国到美国南佛罗里达大学医学院访问学习近 10 个月。回国后，在《健康报》"出访归来"一栏中发表三篇文章。其中一篇题为"幸遇雷德弗德（Ledford）医生"发表日期为 1995 年 5 月 11 日，在此，我摘要抄录于下：

"……我偶然在医学院周刊上看见了关于雷德弗德医生获奖的报道，还附有照片。内容是他为一个慈善门诊利用业余时间（后来他告诉我是每月第 1 和第 3 周星期一晚上的 6~9 时）为穷人义诊了 7 年，因此获奖。这则报道引起了我对他的好感和尊敬。

……雷德弗德是变态反应科医生，他看起来挺严肃。可是说话十分和善，走起路来大步流星，来去匆匆。后来的事实也证实他是一个对人诚恳，工作勤奋，学习努力的好医生。

他告诉我：为什么我们学习、开会和讨论病例都放在早上呢！讲课放在中午呢！因为工作时间开会要扣工资。我们（指副教授以上的医生）为什么要去洛克医生的办公楼（一个较大的门诊所）去看病呢？是想改善自己的生活。我想这样一来他至少有三种不同的门诊。

一是为工作，在大学变态反应科门诊。……常常上午到1时，下午到6时才下班。

二是为赚钱，这里没有下级医生，一切都得教授自己干，写病历查体，在各诊室间忙个不停。

三是义诊，为穷人义诊是不收钱的，完全是自愿尽义务。

我说“你为穷人免费义诊这么长时间真是了不起！”

他说：“确切地说，我们义诊的对象是低收入的人。”后来我知道他的夫人也随他去义诊处教哮喘病人如何使用喷雾剂去了。

在国内我听说美国医生只知道赚钱，互相串通把病人转来转去。而今我看到另一面。我告诉雷德弗德医生‘回国后我要写文章告诉我的同胞，许多美国医生不只赚钱，也为人民服务呢！’”

五、热爱这工作

CCTV-10百花讲坛中。纪连海老师说“职业，我需要，因为我要生活，事业，我热爱，我愿为它付出一切”。

我和许多医生一样，当选择医生作为终生从事的这一神圣职业时，就决心当一名好医生。医生是我的职业，也是我热爱的、愿终生为之奋斗的事业。1980年来北京协和医院以后，耳闻目睹许多老前辈的敬业精神，一丝不苟的工作作风，这些都感染和教育着我，使我更加勤于学习，在临床的诊治工作中尽心尽力。

我相信一分耕耘，会有一分收获。工作让我收获了许多快乐，使我能克服重重困难。金钱带给人的快乐永远是暂时的，通过医生的努力，疑难病患者得到确诊，重症患者转危为安，那快乐是持久的，甚至是终生难忘的。

在工作中，我也曾有过沮丧、有过烦恼，但我仍执著地、默默地前行着。1997年，我曾在一本变态反应专著的后记中写道：“我要告诉母亲在天之灵，女儿仍一如既往，在端端正正做人，认认真真工作，痴心不减当年。”又过了近20年，我仍坚守着这一信条，矢志不渝。

2011 年院报和 2012 年健康报在介绍我时写的四句话。

耐得住寂寞　守得住清贫

负得起责任　担得起使命

我体会这几句话的意思是：不要急功近利，要全身心为患者服务。这四句对我来说，言重了，我只将它看成鞭策和鼓励。抄于此，与同道共勉！

六、难忘病友情

我们对病人好，病人对我们也会好。

翻开珍藏多年和近至今年患者满怀深情的来信，看到那几幅苍劲有力的"好医生"条幅、患儿母亲边学边为我绣的三双大小不同的绣花鞋垫，小小纸条上写着的"昭示爱心悬壶志，明达病理济世心"……。

已经是上世纪 80 年代的事了。老大爷看完病后，拄着拐杖走到诊室门口，又回过头来对我说："大夫，你真好！"

…………

我们每位医生都收到过这满怀深情厚谊的礼，让我们感动，受到激励。

这世界。人与人之间，需要诚信、需要爱！

后　记

几年前，我在体检中心，巧遇友人徐敬琴教授。她说：“喂！刚才与你打招呼，为什么不理我？”

我连忙说：“真对不起，我没有看见啊！…。”

她说：“明白了。”

多年来，我常常因眼疾对人“视而不见”，仅在此致以深深的歉意，请多多原谅。

它是我心中的“痛”。

我还要对年轻医生说说我在书中未讨论到的问题。科研工作一定要讲诚信。用我们的辛勤劳动，换来的丰硕成果，这样的成果经得住岁月的考验，会给人带来无尽的快乐！

民俗泰斗钟敬文先生说：“知识分子应该是社会的良心，是中流砥柱。”

在临床的研究中，一定要实事求是，讲究诚信。弄虚作假哪怕一点点，吃亏的最终是病人和自己，如果弄虚作假的人多了，受影响的将是整个医疗事业。

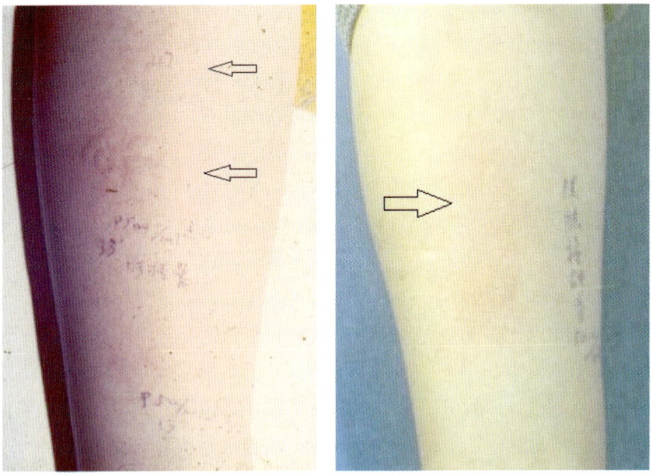

A　　B

图 18　阳性的青霉素快速斑贴试验

A. 10 分钟局部出现许多小风团；B. 逐渐融合成一个大风团

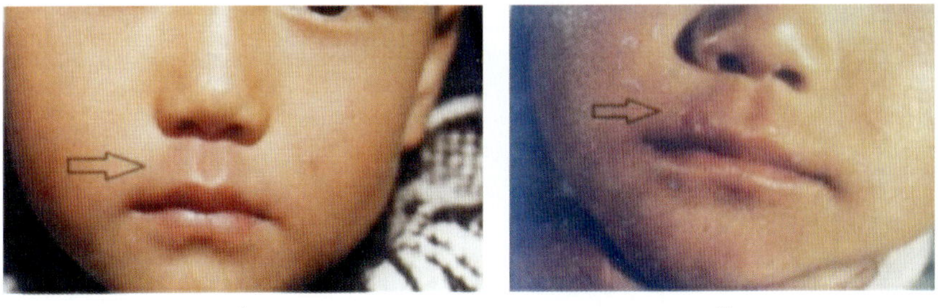

A　　B

图 20　萝卜过敏患儿皮肤表现

A. 唇上贴萝卜 1 片，15 分钟后出现红晕；B. 24 小时后局部起疱疹

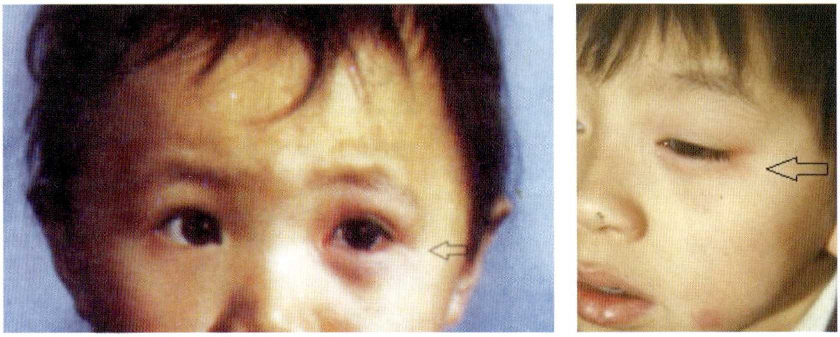

A B

图 21 阳性的眼结膜激发试验

A. 结膜充血、发红；B. 结膜充血、眼睑水肿和泪流处出现红晕

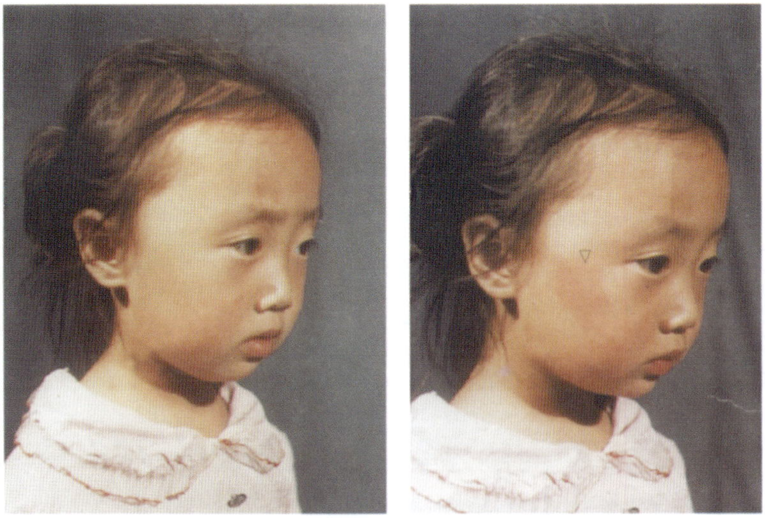

A B

图 25 口服维生素 C 激发试验

A. 口服维生素 C 前；B. 口服 1 分钟后右面出现红晕，7 分钟后消退